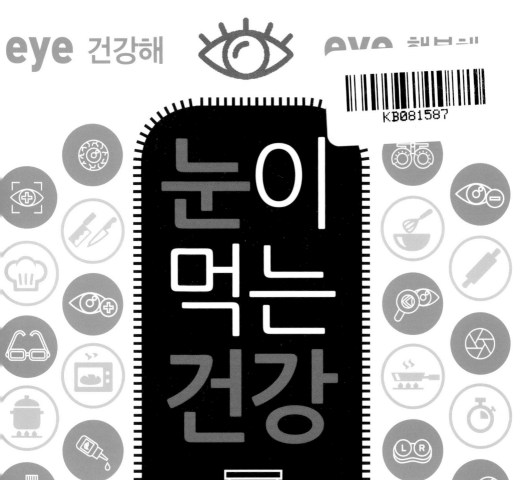

eye 건강해 eye 건강해

KB081587

눈이 먹는 건강

EFP TOZ

임상진 · 차민욱 지음

닥터셰프 임상진 박사가 소개하는 눈 건강법!
눈이 즐거운 스마트 기기, 젊은 노안을 만든다

Booksgo

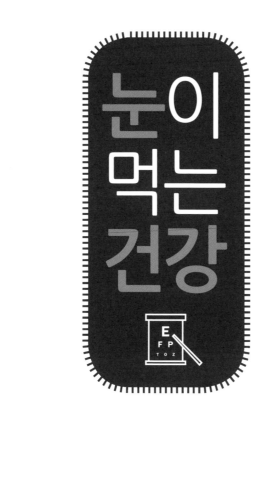

| 저자 소개 |

닥터셰프 임상진

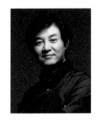

'닥터셰프'라는 독특한 소개처럼 한식, 중식, 일식, 양식 4종의 국가공인 조리사 자격증을 보유하고 국내외 요리대회에서 대상을 수상하는 등 다수의 수상 경력을 가진 요리하는 의사. 맛과 영양을 고려한 새로운 시각의 요리를 선보이며 눈 건강을 위한 먹거리 연구에도 많은 노력을 하고 있다. 환자의 마음을 알아야 올바른 치료가 가능하다는 생각으로 국내 최초로 라식 수술을 받은 안과 전문의로도 유명하다. 또한 안과 전문의들이 수술 받는 안과병원으로 유명한 압구정 SL안과 시력교정센터 원장이자 의학박사, 고려대학교 의과대학 외래 정교수로 있으며 대한안과의사회 부회장을 역임했다.

한식연구가 차민욱

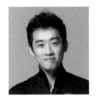

우리 음식, '한식'에 대한 자부심과 미래를 제시하며 독보적인 두각을 보이는 한식 셰프계의 아이돌이다. '한식의 진정한 세계화'라는 슬로건으로 한식이 세계로 나아가기 전에 국내에서부터 재정립되어야 한다는 생각으로 사료를 기반으로 둔 믿을 수 있는 한식을 국내외에 알리고자 밤낮으로 고민하고 노력하였다. 국가대표팀의 일원으로 식생활문화연구소의 수석 연구원으로, 대학교수로, 오너 셰프로, 다방면으로 한식을 알리기 위해 활동하는 한식연구가다.

eye 건강해 eye 행복해

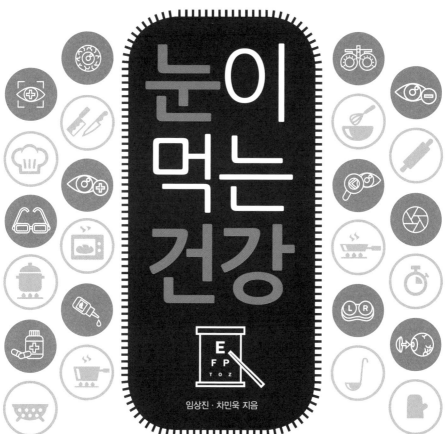

눈이 먹는 건강

E F P TOZ

임상진 · 차민욱 지음

Booksgo

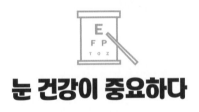

눈 건강이 중요하다

'태초에 빛이 있으라'는 성경구절이 있다. 독일의 대문호 괴테는 삶의 마지막 순간에 '좀 더 빛을, 조금만 더 빛을' 이라는 유언을 남겼다고 한다. 우리는 손으로 눈을 세게 눌렀을 때 어둠의 한 구석에서 밝은 빛이 발생함을 느낄 수 있다. 그런데 선천적으로 시각장애를 갖고 태어난 아기들은 어느 순간부터 누가 가르쳐주지 않아도 손으로 눈을 자꾸 누른다. 바로 빛을 조금이라도 느껴보려는 몸짓인데, 그 사실을 알고 나면 참으로 가슴 아픈 일이다.

세상을 밝게 비추는 빛. 어둠을 물리치는 빛. 이 '빛'이라는 과학적인 단어에는 불명확한 것을 확실하게 밝혀 준다는 인문학적인 뜻도 담겨있다. 만약 이 세상에서 빛이 사라진다면 우리 인간은 아무것도 할 수 없을 것이다. 빛을 감지하는 눈이 없어도 마찬가지 결과를 초래할 것이다. 그래서 우리에게 눈은 매우 소중하다.

인류역사상 구석기 시대부터 기원 후 1900년까지 수 십 만년 동안 사람의 평균수명은 큰 변화 없이 30세 정도였다. 그러다가 1950년에 갑자기 50세로 올랐고 2010년에는 70대로, 지금은 '백세시대'가 전혀 어색하지 않은 시대에 이르렀다.

하지만 수명이 늘어나면서 그 동안에는 별로 대수롭지 않았던 여러 가지 문제가 대두되었다. 특히 삶의 질과 직접적인 연관을 가지는 눈에 대한 관심이 높아지면서 눈 건강의 중요성을 인식하게 되었다.

우리는 삶을 시작하거나 깨달음을 얻을 때 '눈을 떴다'고 표현하고, 삶의 마지막 순간에 '눈을 감았다'고 한다. 또한 눈은 '마음의 창'이며 '몸의 상태를 비추는 거울과도 같다'는 히포크라테스의 이야기처럼 눈의 중요성에 대해서는 아무리 강조해도 지나치지 않다.

이 책에 안과 전문의로서 우리 몸에서 가장 소중한 중 하나인 '눈'의 중요성과 건강하게 유지하는 방법에 대한 모든 것을 담고자 노력하였다. 이 책으로 눈 건강에 대한 관심과 이상 증상으로 고통 받는 사람들에게 조금이나마 도움이 되었으면 하는 바람이다.

의학박사
안과 전문의 임상진

목차

Chapter 03 | 눈에 대해 잘못 알고 있다

당신의 눈은 몇 살인가요

우리는 정보의 홍수 속에 살고 있다. 1분 1초도 쉬지 않고 제공되는 정보는 잠시도 우리를 내버려두지 않는다. 스마트폰으로 대변되는 현대의 디스플레이 기기로 인한 정보의 홍수는 가장 먼저 눈을 통해 흡수되고 가공되며 전달된다.

인류역사상 일찍이 그 유래를 찾아볼 수도 없을 정도로 잠자는 시간을 제외한 대부분의 시간을 손바닥만 한 기계 속의 작은 글씨를 들여다보는 현대사회의 상황은 시간이 갈수록 속도와 횟수가 더욱 증가하고 있다. 그래서 '노안'에 관한 궁금증과 증상들, 그 해결책에 대한 이야기는 굳이 안과 전문의가 아니더라도 누구든지 접하는 가장 큰 문제로 대두되고 있다.

노안은 수정체의 탄력이 떨어져 가까운 곳에 있는 물체가 흐릿하게 보이는 증상이다. 주로 40대 중반부터 나타나는 증상인데 최근에는 20대, 30대 환자도 많아졌다.

피곤하거나 스트레스를 많이 받는 상황에서 작은 글씨들을 오랫동안 볼 때 흐리다는 젊은 환자들이 빠른 속도로 늘고 있다. 시야가 흐려지는 증상에 대한 별 다른 대책 없이 이런 상황이 반복되면 결국 수정체의 기능이 떨어져 나이보다 일찍 노안이 가속화된다.

더욱 중요한 사실은 노안은 건강한 사람 누구에게든지 일어나는 정상적인 증상이다. 하지만 백내장, 녹내장, 황반변성 등 노안으로 발생하는 눈의 질환을 조기에 발견하여 치료하지 않으면 실명에 이를 수도 있다는 사실이다.

다음과 같은 증상이 있다면 노안 및 눈의 노인성 질환을 의심해야 한다.

☐ 책이나 신문을 읽는 거리가 점점 멀어진다.

☐ 낮에 환한 곳에서는 책을 볼 수 있는데 밤이나 어두운 곳에서는 힘들다.

☐ 식당에 갔을 때 메뉴판이 잘 보이지 않는다.

☐ 스마트폰의 작은 글씨가 잘 보이지 않는다.

☐ 세밀한 작업을 하다가 실수하는 경우가 자주 일어난다. (바느질, 뜨개질, 수작업 등)

☐ 책을 보다가 갑자기 먼 곳을 보면 물체의 초점이 잘 맞지 않는다.

☐ 반대로 먼 곳을 보다가 갑자기 책을 보려면 초점이 잘 맞지 않는다.

☐ 책을 오래 읽다 보면 두통이 생기거나 울렁거린다.

☐ 책을 읽으면 어깨도 같이 결린다.

☐ 밝은 곳에 나가면 오히려 눈이 부셔서 잘 보이지 않는다.

☐ 안경을 벗으면 글씨가 더 잘 보인다.

☐ 눈을 찡그리면 스마트폰의 글씨가 더 잘 보인다.

☐ 계단을 오르내릴 때 거리감이 달라서 헛디딜 때가 있다.

☐ 눈이 쉽게 건조해지고 통증이 생긴다.

□ 물체의 선들이 곧바르지 않고 휘어져 보인다.

□ 밤에 운전하기가 점점 힘들어진다.

□ 시야가 좁아지고 주위가 어두운 느낌이 든다.

□ 눈앞이 흐려서 눈을 비벼도 나아지지 않는다.

□ 물체의 색들이 노랗게 보이는 등 색감의 이상이 생긴다.

□ 손수건을 들고 눈물을 닦아야 할 정도로 눈물이 많이 난다.

위의 20가지의 항목 중 5개 이상 해당된다면 노안 및 눈 질환이 의심되므로 안과에서 정확한 진찰 및 진단을 받아보는 것이 좋다. (사실은 한 개만 해당되어도 확인이 필요하다.)

Chapter 01

눈이 살아야
건강이 산다

눈은 신체의 건강을 알아보는 척도

눈 근육은 우리 몸에서 가장 활발하게 움직이는 근육이다. 눈은 신체기관 중 단위 면적당 산소와 영양 공급을 가장 많이 받는다. 그래서 눈이 피로하거나 아픈 것은 몸의 다른 부위에도 충분한 영양과 에너지를 받지 못하는 것이라고 볼 수 있다. 그래서 눈이 피로하고 불편한 증상은 '이제 몸도 그만 쉴 때'라는 신호일 수 있다.

눈으로 알 수 있는 신체의 질병은 대단히 많다. 그래서 눈은 마음의 창이기도 하고 히포크라테스의 말처럼 신체를 비추는 거울이기도 하다.

몸에 문제가 있어 병원에 방문하거나 응급실을 찾았을 때 의사들이 제일 먼저 하는 행동이 눈꺼풀을 뒤집어 보는 거다. 눈은 뇌 다음으로 혈액이 가장 많이 유입되는 신체기관인 만큼 아주 흔하게는 피로도가 쌓여 충혈이 나타나는 것부터 황달, 빈혈 등의 질환을 확인할 수 있기 때문이다.

정상인의 경우 눈꺼풀이 옅은 분홍빛을 띠는 것이 일반적이다. 그런데 하얀색을 띠고 있다면 혈액의 흐름이 제대로 이뤄지지 않고 있다는 신호로 빈혈을 의심해 볼 수 있다. 또 눈꺼풀 안쪽이 유독 붉다면 적혈구 증가에 따른 다혈증일 수 있다.

간과 담도의 이상으로 발생하는 질환인 황달을 앓고 있다면 흰 동자가 전체적으로 노랗게 보인다. 이는 빌리루빈이라는 색소의 농도가 높아져서 나타나는 증상이다. 그리고 고혈압이 있을 경우 눈에도 중풍이 올 수 있는데 눈 속 시신경층인 망막으로 연결된 동맥, 정맥이 막히거나 터져서 출혈을 하고 갑자기 실명에 이를 수 있는 무서운 질환이므로 평소에 철저한 혈압

관리가 필요하다.

이외에도 각종 세균, 바이러스, 에이즈 진단의 단서를 얻을 수 있고 눈의 혈관을 보고 동맥경화, 고혈압은 물론 당뇨병의 진행상 태도 결정적으로 알 수 있다.

또한 결막과 각막의 특색 있는 소견이 보이면 비타민 A의 부족 을 짐작하고, 류머티즘 관절염도 눈의 이상 증후로 나타나기도 한 다. 사물이 두 개로 보이거나 시야가 이상하게 변하는 증상이 나 타나면 부비동염 등의 이비인후과 질환이거나 뇌종양의 초기 신 호이므로 신경 외과적 진단이 필요하기도 하다.

건강한 눈이 건강을 만든다

건강한 눈을 만들기 위해서는 크게 두 가지로 생각할 수가 있다. 첫 번째는 눈에 좋지 않은 일들을 피하는 것이고, 두 번째는 눈에 좋은 일을 적극적으로 행하는 것이다.

눈에 좋지 않은 일들은 차차 설명하겠지만, 야외에서 직접 내리쬐는 자외선을 피하고, 가까운 곳을 오래 보는 과도한 근거리 작업을 피하며, 실내의 습도를 잘 맞추어 안구건조증이 생기지 않게 한다. 그런 다음 적극적으로 눈에 좋은 일을 하여야 한다.

최근에는 100세 시대를 바라보면서 평균 연령이 95세를 넘는데, 눈에 치명적인 질환들의 대부분이 노인 인구에서 발생하기 때문에 평균 수명 75세 때보다 훨씬 적극적인 눈 관리가 필요하다.

건강한 눈을 위한 적극적인 생활습관으로 가장 먼저 눈에 좋은 필수 성분을 골고루 섭취하는 것이다. 예로부터 유명한 당근의 비타민 A나 베타카로틴, 블루베리의 안토시아닌은 물론, 시력에서 가장 중요한 시신경 망막의 중심부인 황반부를 구성하는 루테인, 지아잔틴도 신경 써서 섭취해야 한다.

노년에는 이 중요한 루테인과 지아잔틴이 급격히 줄어들어 시력에 위협을 줄 수 있는데, 이 두 가지는 체내에서 합성되지 않기 때문에 외부 식품을 적극적으로 섭취해야 한다. 물론 담배와 술도 눈에 좋지 않은 영향을 미치므로 끊어야 한다. 그리고 눈의 노화를 예방해줄 항산화 물질인 슈퍼 푸드와 건강보조식품도 신경 써서 섭취한다.

결론적으로는 '눈 건강을 위하는 행동은 오버하는 것이 차라리 모자란 것보다 낫다'는 이야기를 하고 싶다. '과유불급'이라고 해서 지나친 것은 모자람만 못하다고 하였지만, 눈 건강만큼은 지나친 것이 좋다.

우리는 건강할 때는 건강이라는 것 자체를 잘 잊는다. 처음 질병이 생겼을 때는 열심히 관리하고 주의하며 치료하다가 시간이 지나면서 점차 그 노력을 게을리 하고 나중에는 관리하지 않는 경우도 허다하다.

하지만 외국어를 공부하다가 중단해버리는 것과는 달리 눈 건강 관리는 조금이라도 게을리 하면 진행되는 눈의 노화를 따라잡을 수 없으며, 질병도 막을 수가 없게 된다. '작심삼일' 이라는 말은 절대 눈에서는 통하지 않는다는 것을 명심하자.

스트레스로 떨리는 눈,
피로로 흐려지는 눈

스트레스를 받을 때 눈에 나타나는 가장 흔한 증상은 눈꺼풀이 떨리는 것이다. 눈꺼풀 근육은 우리 신체 중 가장 운동량이 많은 근육으로 몸의 피로에 예민하게 반응한다. 따라서 신체적인 스트레스 상황, 과로나 수면 부족으로 몸이 피곤할 때 눈꺼풀 떨림이 나타날 수 있다.

가벼운 눈 떨림 증상은 자신의 의지와 관계없이 눈 근육이 떨리는 현상으로, 의학 용어로는 안검경련 중에서도 가장 경미한 증상인 '안검섬유성 근간대경련'이라고 부른다. 주로 정신적인 스트레스, 탈수 현상, 피로와 과로, 영양 불균형에 의해 나타난다.

영양소 불균형의 경우는 마그네슘, 칼륨 등의 결핍이 원인인 경우가 많다. 증상은 보통 한쪽 눈 근처의 근육에서 발생하며 어쩌다 한 번 잠깐 그러거나 심하게는 며칠에서 몇 주 혹은 몇 달 동안 눈꺼풀 떨림 증상이 지속되기도 한다. 이 같은 증상은 특별한 치료 없이 충분한 휴식을 취하면 거의 사라진다.

적극적인 해결 방안으로는 과음과 흡연을 삼가고 마그네슘이 많이 함유된 토마토, 우유 등이 도움이 된다. 무엇보다 스트레스를 적게 받는 생활을 하는 것이 중요하다. 하지만 증상이 오랫동안 지속되고 시간이 갈수록 심해진다면 심각한 질병일 가능성이 높으므로 반드시 전문의와 상담하도록 한다.

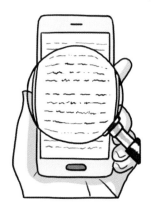

'중심성 망막증'이라는 질환이 있다. 좋았던 눈이 갑자기 중심 부분이 흐려 보이거나 휘어져 보이고 이중으로 겹쳐 보이는 증상으로서 망막 중심부인 황반부가 부어오르는 것이다. 원인은 스트레스와 피로인데, 실제로 스트레스가 가장 심한 40대~50대의 남성에게 가장 빈번하게 나타난다.

　남녀 발병 비율을 살펴보면 남자가 80%이고 여자는 20% 정도 차지한다. 실제 통계상으로 은퇴 후나 사회에 입사하기 전에는 남녀의 발병 비율이 차이를 보이지 않고 비슷하다가 사회생활이 활발할 때 남녀의 발병 비율 차이가 나는 사실을 보더라도 알 수 있다.

　증상이 나타나면 전문적인 약물치료를 시작하지만 원인이 정신적, 육체적 스트레스와 피로에 있는 만큼 무엇보다 충분한 숙면을 취하고 음주, 흡연을 피하는 등 일상생활에서의 주의가 필요하다.

잠은 눈에 좋다

적절한 수면시간은 우리 몸에 있어서 매우 중요하다. 어떤 경우에도 수면시간은 하루 7시간 이상 가지는 것이 좋으며 이보다 적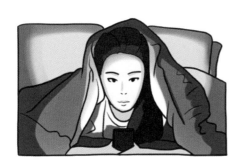은 수면시간은 몸에는 물론 눈에도 매우 좋지 않다. 부족한 수면시간은 신체적인 스트레스 상태를 일으켜서 몸의 피로를 풀어주지 못하고 독소도 많이 쌓이게 된다. 그리고 신진대사 장애, 심장 혈관 문제, 고혈압과 당뇨병, 비만까지도 유발한다.

또한 면역력을 저하시켜 바이러스와 세균에 감염되기 쉬운 상태가 되고, 피부미용에도 좋지 않아 피부가 칙칙하고 거칠어지며 눈의 다크써클도 증가한다. 또한 부족한 잠은 눈과 몸에 좋지 않은 활성 산소를 증가시키고 백내장, 망막 질환도 늘어나기 때문에 적절한 수면은 반드시 필요한 생활습관임을 잊지 말자.

👁 하루 7시간 이상 수면이 필요하다

① 신체의 스트레스를 줄여 다음날 생기 있는 하루를 지낼 수 있다.
② 뇌세포의 재생을 돕고 학습과 기억력을 증가시킨다.
③ 몸 안의 노폐물과 독소를 배출시킨다.
④ 면역 시스템을 활성화시켜 덜 아프고 건강하게 지낼 수 있다.
⑤ 성호르분의 분비를 도와 세포를 활발하게 생산한다.
⑥ 피부 세포의 재생에 도움이 된다.
⑦ 눈 안의 유해한 활성 산소를 제거해 건강한 시력을 만든다.

눈이 즐거운 스마트 기기,
젊은 노안을 만든다

노안이 발생하는 45세 이전에 노안 진단을 받는 젊은 사람들이 늘어나고 있다. 그 주범으로 스트레스와 누적된 눈의 피로, 과도한 근거리 작업 그리고 스마트 기기라 할 수 있다. 그렇다고 해서 스마트폰이 노안을 직접적으로 유발한다는 안과학적인 근거가 아직 있는 것은 아니지만, 피로한 눈으로 인해 초점 등 기능이 약해진 상태에서 오랜 근거리 작업이 노안 증상을 유발한다는 것은 부인할 수 없는 현실이다.

그렇다면 이를 피하기 위해서는 우리가 어떤 노력을 해야 하는지 알아보자.

사람의 눈은 기본적으로 아무런 힘이 들어가지 않았을 때 초점 근육은 수축하지 않고 수정체는 얇은 상태로 먼 곳의 초점을 맞추게 되어 있다. 그러다가 가까운 곳을 볼 때 초점 근육에 힘이 들어가 수축을 하여 수정체를 두껍게 만든다. 그러나 나이가 들면서 이 근육의 수축 기능이 약해져서 수정체를 두껍게 하지 못하기 때문에 가까운 곳의 초점이 안 맞는 것이 바로 노안이다.

나이 때문에 오는 노안은 누구나 예외 없이 모든 사람이 피할 수 없는 일이다. 하지만 젊은 사람이 피로한 상태에서 적절치 못한 조명 아래에서 가까운 곳을 오랫동안 보다가 수정체와 초점 근육의 무리로 생기는 '젊은 노안'이라면, 노안이 생기기 전에 최대한 예방하는 것이 상책이다.

그리고 젊은 노안을 가져오는 상황에서는 초점뿐만이 아니라 눈을 깜박이는 횟수가 줄어드는 안구건조증, 두통, 거북목, 손목의 통증까지도 유발하는 VDT 증후군도 같이 발생할 수 있기에 원인과 경과를 정확하게 알고 잘 대처하는 것이 중요하다.

가장 중요한 일은 수정체와 초점 근육의 긴장을 줄여주는 일이다. 과거 도서관에서 책으로 공부할 때는 한 시간에 한 번씩 즉 50분 독서에 10분 먼 곳을 쳐다보며 근육의 피로를 풀어주었다. 그러나 지금은 책보다 훨씬 작은 기기의 더 작은 글씨를 더 가까이서 보기 때문에 10분에 1분 혹은 그보다 더 자주 눈의 피로를 풀어주어야 한다.

그리고 '거북목'이라 표현되는 수그린 자세를 피해야 하며, 배터리의 시간 연장을 위해 화면을 너무 어둡게 하는 것도 좋지 않다. 스마트폰 화면이 빛을 방출하는 발광 패널이기 때문에 방이 어두워서는 안 되며 적당한 습도와 환기도 눈과 신체의 피로를 방지하는 데 중요하다.

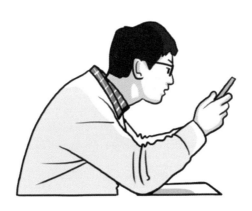

마지막으로 사람의 눈은 평소 1분에 10~15회 깜박이다가 집중해서 화면을 볼 때는 5회 이하로 줄어든다. 이를 감안하여 눈을 너무 건조하지 않게 유지하는 것도 중요하다.

👁 눈이 나이 들고 있다

① 눈꺼풀이 처지고 눈가 주름살이 늘어난다.

② 눈 밑 지방층의 두께가 눈에 띄게 두꺼워진다.

③ 눈물이 많이 난다.

④ 각막의 투명도가 떨어진다.

⑤ 결막에 살이 돋아난다.(익상편(군날개)이 생긴다.)

⑥ 공막(흰자위)의 색이 변화한다.(노화로 인해 흰색에서 누렇거나 갈색으로 변한다.)

⑦ 유리체의 용적이 줄어든다.(비문증, 섬광증이 늘어나는 증상을 환자가 느낀다.)

⑧ 안압이 높아진다.(녹내장의 발생 가능성이 증가한다.)

⑨ 수정체가 흐려진다.(백내장이 발생하여 진행한다.)

⑩ 수정체와 모양체 근육의 탄력이 떨어진다.(노안이 발생한다.)

⑪ 황반부가 변성된다.(황반변성증과 기타 망막 질환이 생긴다.)

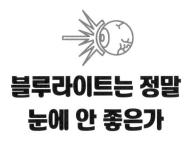

블루라이트는 정말
눈에 안 좋은가

빛은 전자기파의 하나로 우리가 볼 수 있는 영역의 파장 (380~700nm)인 가시광선을 뜻하고 이 중에 파장이 긴 쪽이 빨간색, 파장이 짧은 쪽이 파란색과 보라색이다. 그리고 빨간색보다 더 긴 파장은 눈에 보이지 않는 적외선, 보라색보다 짧은 파장은 자외선으로 정의한다.

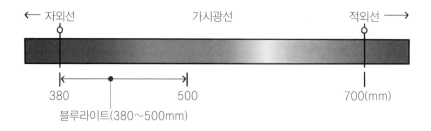

[블루라이트]

적외선은 화학 에너지가 없는 열선의 성질을 띠고 있고 우리 인체에는 해가 없다. 그런데 문제는 자외선으로 눈에는 보이지 않지만 신체에 비췄을 때 여러 가지 안 좋은 점이 발생한다. 그 중에서도 가장 문제가 되는 것이 눈이다.

요즘 문제가 되는 것은 자외선의 바로 옆인 가시광선 중에서도 푸른색 빛인데, 실제로 푸른색의 빛은 각막-수정체-유리체의 순서로 구성되는 눈의 구조를 모두 통과하여 망막에 도달하고 그 푸른 빛이 망막의 시신경을 손상할 수 있다는 것이다.

블루라이트는 다른 장파장의 색에 비해 수면에 작용하는 멜라토닌을 약 2배 가량 억제시키고, 블루라이트로 대변되는 휴대폰의 LED 불빛을 밤에 오래 보면 수면을 방해하여 수면의 질은 물론 심신 건강을 악화시키고 눈에도 좋지 않다는 것이다.

전체적으로는 맞는 말이지만 푸른 빛은 가시광선의 하나로 인류가 생겨나기 이전부터 존재하던 것으로, 태양광에도 똑같이 포함되어 있다. 형광등도 마찬가지라서 밝은 조명 아래에서 잠을 잔다는 것은 원래 상식적으로도 수면을 방해하는 요소로, 건강에 좋지 않다는 것이 사실이다.

결론적으로 밤에 스마트폰을 무리하게 오래 보는 것은 수면에도 방해가 되고 눈의 피로를 가중시키는 것도 사실이지만, 일명 '블루라이트 괴담'으로 불리는 한 쪽 눈의 실명이나 암 발생이 그것 때문이라는 이야기에는 동의하지 않는다.

추가적으로 LED의 제조 공정상 고급 칩을 사용하여 만드는 백색광은 눈에 해로울 만큼의 블루라이트가 나오지 않기 때문에 크게 걱정할 필요는 없다.

공부할 때 사용하는
LED 스탠드는 안전한가

교육과학기술부의 통계에 따르면 전국 초, 중, 고교생 중 56%가 0.7 이하의 시력으로 나타났다. 그런데 0.7 이하의 시력은 안경 등으로 교정을 해야 하는 정도고 특히 성장기인 초등학생은 10명 중 4명 꼴로 시력 이상 증세를 보였다.

시력 저하의 원인으로는 가장 큰 것이 근시의 유전이다. 하지만 PC나 스마트폰 같은 전자기기를 오래 접해서 생기는 눈의 피로와 올바르지 않은 생활습관도 많은 영향을 미친다.

특히 우리나라의 학생들에게 가장 중요한 것이 독서와 공부며 그래서 공부와 조명은 떼어놓을 수 없는 관계다. 학생들에게 있어서 조명은 실내의 인공조명으로 눈에 상당한 영향을 미치지만 그 중요성을 정확하게 인식하는 경우는 많지 않다.

공부방을 꾸밀 때 부모들은 최대한 밝게 하려는 경향이 있는데 그것만 고려해서는 안 된다. 아이가 공부를 할 때는 시선을 한 곳에 집중시키는데 조명이 너무 밝으면 눈에 들어오는 빛의 양이 지나치게 많아져 오히려 눈이 쉽게 피로해지며, 공부에 대한 집중력도 떨어질 수 있다.

그래서 눈의 피로를 덜기 위해 공부방의 천정등과 책상의 스탠드 조명을 함께 켜서 방 전체와 책상 위의 밝기 차이를 줄여야 한다. 지나친 차이는 집중력이 순간 높아질지는 몰라도 눈의 피로를 빠르고 크게 가중시키기 때문이다.

그 다음으로는 양질의 빛을 제공하는 스탠드 조명의 선택이다. 형광등은 형광 물질을 통해 빛을 내고 균일하게 밝은 특성을 가지고 있어서 그동안 가장 많이 쓰여 왔다. 하지만 형광등은 결정적으로 교류 전기에 의한 빛의 깜박임 현상이 발생하기 때문에 눈에 피로감을 많이 준다.

반면 백열등은 형광등에 비해 자연에 가까운 빛을 발산하지만 광원의 크기가 작고 빛의 밝기가 거리에 따라 차이가 심해서 책상 위에서조차 밝기가 다르다. 그래서 썩 좋은 책상 조명은 되지 못한다.

최근에 급부상하고 있는 광원인 LED 조명은 이런 단점들이 해결되어 눈의 피로를 덜어주는 효과도 크고 빛 떨림 현상도 거의 없으며 내뿜는 자외선과 적외선이 적어서 그만큼 눈 손상의 위험도 적다.

LED의 가장 큰 장점 중의 하나는 백열등의 5분의 1수준인 전력 소모다. 최신형 LED 스탠드는 빛의 밝기 조절은 물론 상황에 따른 색온도도 조절이 가능하므로 믿을만한 회사의 제품으로 구입하면 좋다.

현대인의 고질병,
눈이 마르는 안구건조증

　우리는 눈물이 적으면 조금 불편하긴 해도 뭐가 그리 큰 문제가 될까 하고 생각하는 수가 있다. 하지만 장년기 이상에서는 눈물양이 부족하면 눈이 빨리 피로해지고 면역글로불린이 포함된 눈물 부족으로 각종 염증과 알레르기에 걸리기 쉬우며 심한 경우 여러 가지 합병증으로 인해 실명까지 부를 수 있다. 그래서 안구건조증은 참는 것으로 해결될 일이 아니고 치료를 해야 하는 질환이다.

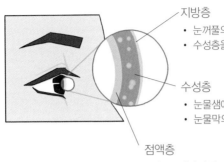

지방층
• 눈꺼풀의 마이봄샘에서 분비
• 수성층을 감싸 눈물 증발을 막음

수성층
• 눈물샘에서 분비
• 눈물막의 대부분을 차지

점액층
• 눈 표면의 술잔 세포에서 생성
• 눈 표면과 눈물을 결합시킴

　안구건조증은 매우 흔하다. 전제 인구의 14~33%가 앓고 있으며, 안과 외래의 절반 이상을 차지할 정도다. 최근 컴퓨터 사용, 스마트폰 단말기 이용, 콘택트렌즈 착용이 증가하면서 안구건조증 환자도 증가하는 추세다.

　건강보험 심사평가원의 통계자료에 따르면 2015년 안구건조증으로 진료를 받은 환자는 216만 8000명에 이르렀다. 이는 2004년의 97만 명에서 10년 만에 2배를 훌쩍 넘은 수치다.

　안구건조증의 진단은 안과에서 현미경으로 진단하는 방법이 가장 흔하며, 병원이나 자가 진단으로 여과지를 아래 눈꺼풀과 결막 사이에 끼우고 5분 동안 여과지가 적셔지는 길이가 10mm 이하인 경우 안구건조증으로 진단하기도 한다. 더 전문적으로는 눈물막

파괴시간, 눈물 분비량 검사, 각막과 결막의 형광물질 생체염색 검사를 시행한다. 전신적인 질환과 연관이 의심되는 경우에는 혈액 검사를 하기도 한다.

이런 안구건조증의 원인은 크게 몇 가지가 있다. 첫 번째로 환경적 요인이 있으며 최근 문제가 되는 미세먼지, 도시의 공해, 건조한 날씨, 바람 등은 물론 독서나 일하는 환경 그리고 컴퓨터와 스마트 기기의 과도한 사용으로 인한 눈의 피로가 전부 안구건조증의 원인이 된다.

두 번째는 역시 노화다. 나이가 들면서 눈물의 정상 성분이 변하고 눈물의 분비량이 줄어드는 것이 원인이 된다. 그 외 여성에게 많이 나타나는 여성호르몬 분비의 감소와 갑상선 질환으로 인한 건조 증상도 원인 중의 하나다. 만성결막염이나 비타민 A 결핍증, 전신 질환인 류미티스성 관절염 당뇨병, 먹는 약의 부작용들도 안구건조증의 원인으로 생각되고 있으며 하나하나 관찰해서 해결하는 노력이 필요하다.

이러한 안구건조증은 일상생활에서 불편을 유발해 삶의 질에 영향을 끼친다. 가벼운 안구건조증은 시력에는 영향을 미치지 않지만, 심한 경우에는 각막 상처와 혼탁으로 실명도 유발할 수 있으므로 정확한 진단과 치료가 중요하다.

안구건조증은 과거에는 단순히 눈물양이 부족한 증상으로만 여겨졌지만 양이 부족한 것만이 문제가 아니라 눈물의 질이 나쁠 때도 발생한다. 눈물의 성분은 수분 외에도 점액과 지방이 정확한 비율로 섞여 있어야만 눈을 보호하는 기능을 하는데, 이 성분을 오염시키는 눈과 눈꺼풀의 질환을 찾아내서 치료해야 한다. 안약, 주변환경 개선 등으로도 잘 낫지 않는 경우에는 눈물이 나가는 길을 일시적 혹은 영구적으로 막는 시술로 증상을 개선할 수 있다.

👁 안구건조증이 생길 확률이 높은 조건들

① 중년 이후, 폐경 전후의 여성

② 건조한 환경에서 장시간 작업 혹은 장시간 컴퓨터로 작업하는 경우

③ 류머티즘, 당뇨 등 질환이 있는 경우

④ 방사선 치료, 항암치료 중인 경우

⑤ 만성 질환으로 인해 약을 장기간 복용하는 경우

⑥ 안면 신경 마비 등으로 눈 깜박임의 빈도가 저하된 경우

● 안구건조증 자가 체크 리스트

번호	증상	O/X
1	눈이 피곤하다.	
2	눈곱이 낀다.	
3	이물감이 느껴진다.	
4	무겁다.	
5	건조하다.	
6	불쾌하다.	
7	아프다.	
8	찬바람을 맞으면 눈물이 난다.	
9	잘 안 보인다.	
10	가렵다.	
11	눈이 부시다.	
12	눈이 빨갛다.	
계		

• 5개 이상이면 '안구건조증'일 가능성이 높다.

👁 안구건조증이 의심되는 증상들

① 눈에 모래알이 들어간 듯 이물감이나 화끈거리는 느낌이 든다.

② 눈꺼풀이 무겁고 머리까지 아픈 것 같다.

③ 눈이 뻑뻑하고 피로하다.

④ 눈앞에 막이 낀 듯하다.

⑤ 눈이 쉽게 피로해서 책을 오래 못 본다.

⑥ 컴퓨터를 오래 보면 시리고 눈물이 난다.

⑦ 바람이 불면 눈물이 더 쏟아진다.

⑧ 이유 없이 자주 충혈된다.

⑨ 안과에서 결막염 치료를 받았지만 신통치 않았다.

⑩ 잘 쓰던 콘택트렌즈에 문제가 자꾸 생긴다.

⑪ 자고 나면 눈꺼풀이 들러붙어 잘 떠지지 않는다.

⑫ 눈부심이 있으면서 눈이 자꾸 감긴다.

⑬ 눈이 쉽게 피로하다.

⑭ 눈이 쏟아지는(빠지는) 듯한 느낌이 든다.

⑮ 눈부심이 있거나 눈물이 왈칵 쏟아지는 증상을 보인다.

⑯ 빛에 비정상적으로 예민해지고 통증이 있거나 시력이 감소한다.

⑰ 아침 기상 시나 오후, 저녁에 심해지고 건조한 환경에서 심해진다.

⑱ 렌즈를 착용할 때 충혈이 잘 생기거나 불편감이 많아진다.

👁 안구건조증의 유발 · 악화 요인들

① 머리 염색, 화장품, 자극성 세면용품

② 에어컨, 선풍기, 히터

③ 장시간의 독서, TV시청, 컴퓨터 작업

④ 건조한 밀폐 공간 (예 : 겨울철 아파트)

⑤ 여러 약제 : 신경 안정제, 고혈압 강하제, 골다공증 호르몬제, 항히스타민제 등의 장기 복용

⑥ 장기간의 콘택트렌즈 착용

⑦ 수면 부족, 심한 긴장, 스트레스

👁 안구건조증 예방 수칙

① 책을 읽거나 컴퓨터를 볼 때 50분에 한 번씩 10분 동안 먼 곳을 보거나 눈은 감고 휴식을 취한다.

② 수분섭취를 자주 하고 콘택트렌즈 사용은 되도록 피한다.(특히 컬러렌즈)

③ 실내 환기를 자주 하고 난방온도를 낮추며 온풍기 바람이 직접 얼굴과 눈에 닿지 않게 한다.

④ 생리식염수를 너무 자주 넣거나 소염제 사용은 가급적 줄인다.

⑤ 손으로 눈을 만지지 않는다.

⑥ 어두운 조명은 가급적 피하고 장시간의 스마트폰 사용은 자제한다.

건강한 눈물이 나오게 하는
현미 눈 찜질법

(준비하기 : 현미, 수건, 전자레인지)

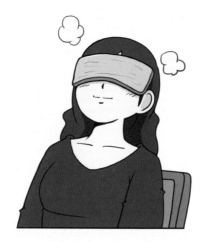

① 현미를 주머니의 2/3정도 채운다.

② 전자레인지에 1분 정도 돌린다.(전자레인지 강에서 30초, 약에서 1분)

③ 데워진 현미 주머니를 수건에 싸서 3분 정도 눈을 찜질한다.

④ 아침 저녁으로 하루 두 번 하면 좋다.

여기서 현미를 사용하는 이유는 현미는 주변의 수분을 흡수해서 겉보기에는 건조한 것처럼 보여도 전자레인지에 돌리고 나면 물기가 있는 찜질 효과를 내준다. 팥으로 찜질해도 같은 효과를 볼 수 있다.

눈을 따뜻하게 해주면 피로를 풀어줄 수 있는데, 눈꺼풀에 존재하는 수 백 개의 기름샘도 같이 확장되어서 오래 정체된 나쁜 기름 성분과 분비물이 빠져나와서 기름샘도 건강하게 유지할 수 있다. 결과적으로 눈물의 기름 성분이 좋게 변화되는 효과를 누릴 수 있게 된다.

● 눈물

눈물이 왜 나는지 몇 가지로 이유로 정리할 수 있다. 우리는 슬플 때나 너무 화가 났을 때 눈물이 난다. 실제로 그렇게 많이 울면 스트레스가 해소되고 감정의 카타르시스가 일어나서 시원하다는 느낌이 들기도 한다. 하지만 이 눈물은 일반적인 눈물의 성분으로 구성되어 있지 않기 때문에 쉽게 마르고 눈을 보호하는 역할을 해 주지도 못한다.

눈물이 많이 나는 또 하나는 눈물을 생성하는 눈물샘에 눈물이 많이 생겨서 양이 많아지거나 눈물이 나가는 눈물길이 막혀서 눈물이 넘치면서 많아지기도 한다. 이들은 모두 일상생활에서 매우 불편하고 눈에 도움도 되지 않기 때문에 눈물양이 많음에 대한 치료를 받는 것이 좋다

● 인공눈물의 사용

눈물이 부족하면 눈이 쉽게 피로해지고 여러 가지 질환에 걸릴 수 있기 때문에 눈물이 부족한 사람들은 자주 인공눈물을 넣어야 한다. 눈물을 많이 넣는 것에 대한 걱정을 하는 경우가 있는데, 심한 남용이 아니라면 하루 6~10회 이하로는 괜찮다.

인공눈물은 일반과 전문의약품으로 나뉘는데, 병원에서 처방하는 인공눈물에는 눈의 상처 치유와 건강 유지에 도움이 되는 히알루론산 성분이 들어있고, 증상에 따라 그 농도도 여러 종류로 나뉘어져 있다. 그래서 전문의의 진료 후 적절한 눈물약을 처방받아 사용하는 것이 가장 좋다.

신체와 마찬가지로 우리의 눈도 생활습관과 환경의 요인을 많이 받는다. 탈수가 되면 몸이 힘들어지듯이 적절한 수분섭취는 눈에 중요하며, 특히 겨울에는 실내의 습도도 50~60%로 유지하는 것이 중요하다.

● 히알루론산

인공눈물의 성분은 크게 히알루론산, 메틸셀룰로오스, 포비돈이 있다. 이들은 친수성이 강해서 눈물의 수성 성분을 오래 붙잡아두어 건조증을 완화시키는 작용을 한다.

수성층은 눈물막의 90% 이상을 차지하고 각 성분들은 장단점이 있다. 포비돈은 점도가 높아 증상 완화 효과가 큰 반면 눈이 끈적거리거나 시야가 흐려지는 불편함을 많이 느낀다. 반면에 메틸셀룰로스 성분은 점도가 낮아 눈에 넣을 때 편안하고 거부감이 적지만 효과 지속 시간이 짧은 편이다. 최근 가장 많이 쓰고 있는 성분은 히알루론산이다.

히알루론산은 자기 무게의 1,000배에 달하는 수분을 머금고 있기 때문에 화장품의 원료로도 많이 쓰이며 먹는 제품으로도 나와서 피부 관리에 신경을 쓰는 여성들에게 인기가 높다.

히알루론산 성분의 인공눈물은 제품별로 농도가 0.1%, 0.15%, 0.18%, 0.3% 등으로 세분화 돼 선택의 폭이 넓다. 가장 큰 장점은 안구건조증으로 인해 눈 표면에 생긴 상처를 치유하는 효과가 있기 때문에 안과 전문의가 가장 많이 추천하는 성분이다. 하지만 히알루론산 인공눈물은 전문의약품으로 국가에서 분류해 놓아서 의사의 처방을 받아야 구입이 가능하다.

인공눈물을 열심히 썼는데 효과가 없거나 증상이 갈수록 악화된다면 항염증 치료를 고려해야 한다. 염증이 안구건조증의 원인이 되기도 하며 안구건조증으로 인해 염증이 발생하기 때문이다.

미세먼지, 황사와 눈 건강

그 어느 때보다도 미세먼지와 황사 때문에 걱정이 많다. 미세먼지로 인한 증상들은 뇌졸중, 폐질환 말고도 눈이 따갑고 뭔가 낀 듯한 증상이 자주 일어난다.

건강한 눈을 가진 사람도 미세먼지나 황사, 꽃가루 때문에 눈이 나빠질 수 있느냐는 질문을 많이 받는데, 미세먼지로 시력이 나빠지는 것은 아니다. 하지만 봄에는 꽃가루 등으로 알레르기성 결막염이 생기기 쉽고, 황사와 미세먼지에 포함된 각종 입자와 중금속

성분이 눈의 겉 부분인 각막과 결막을 자극해 상처를 내고 염증을 일으키기도 한다.

그러므로 미세먼지가 심할 때에는 가급적 외출을 삼가고, 증상이 있을 때는 인공눈물로 눈을 씻어내고, 염증이 발생하였다면 적절한 안약을 처방받아서 치료하는 것이 중요하다.

황사방지용 마스크 착용하기

눈과는 상관없는 이야기일 수 있지만, 미세먼지로 인한 마스크를 쓰는 경우가 부쩍 늘었다. 특히 면역력이 약한 어린이나 노인은 호흡기 질환이 우려되는 만큼 황사 방지용 마스크를 꼭 착용하는 것이 좋다. 의약외품으로 허가받은 황사방지용 마스크는 일반 마스크와 달리 미세입자를 걸러내고 공기가 새지 않는 성능을 지니고 있다. 황사방지용 마스크는 일회용이기 때문에 세탁하면 모양이 변형되어 기능을 유지할 수 없고 오히려 먼지나 세균에 오염될 수 있으므로 세탁하거나 재사용하지 않는다.

특히 일부 여성의 경우 화장이 지워지는 것을 우려하여 수건이나 휴지 등을 덧댄 후 마스크를 사용하는 경우가 있는데, 밀착력 감소로 인해 황사 방지 효과가 떨어질 수 있으므로 주의한다.

계절에 따라 눈 관리가 다르다

계절과 눈의 상관관계를 생각해보면 가장 먼저 떠오르는 계절은 야외 활동과 눈병으로 대표되는 여름이다. 하지만 여름뿐만이 아닌 계절별로 다양한 눈 질환에 대한 대처로 눈 건강을 챙길 필요가 있다.

● 봄

봄에는 꽃, 나무 등에서 날리는 꽃가루로 인한 알레르기성 결막염과 함께 봄철의 황사가 대표적으로 눈에 영향을 준다. 알레르기성 결막염의 증상은 눈이 가렵고 눈꺼풀이 붓고 충혈이 되며 끈적끈적한 눈곱과 눈물이 나온다.

그래서 봄철 꽃가루가 많이 날릴 때는 가능한 외출을 자제하고 외출 후에는 꼭 손을 씻는 등 위생관리를 철저히 하는 것이 중요하다. 게다가 요즘은 미세먼지가 사시사철 문제가 되기에 더욱 더 주의를 요한다. 그리고 봄철은 이사를 많이 하는데, 짐을 옮기거나 콘크리트 벽에 못을 박을 때 눈을 다치지 않도록 주의한다.

● 여름

여름이 되면 가장 흔하고 많이 걸리는 것이 눈병이다. 유행성 각결막염은 무엇보다도 위생관리를 철저히 하고 특히 수영장 등에서 더욱 주의를 요한다. 눈병에 걸리면 가족 간에 수건을 따로 쓰고 다른 사람과의 접촉을 피하는 것이 좋으며 절대 자신의 눈을 만지면 안 된다. 또한 자외선이 강한 계절이기 때문에 선글라스로 눈을 보호해주는 것도 잊지 말자.

● 가을

가을철에는 전염성 눈 질환보다는 상황에 따라 일어날 수 있는 사고를 예방하는 것이 좋다.

성묘의 계절이라 예초기를 사용할 때 칼날이 돌에 부딪혀 눈에 튀어 크게 다치거나 실명을 할 정도로 위험한 상황을 맞닥뜨리기도 한다. 밤과 같은 나무의 열매를 딸 때 눈을 다치는 경우도 많아서 보호안경을 착용하는 일을 잊어서는 안 된다. 그리고 추석에 많이 하는 폭죽, 불꽃놀이 때도 눈을 다치는 경우가 많으므로 반드시 보호안경 등과 같은 안전장치가 필요하다.

● 겨울

겨울철에는 건조한 날씨로 인해 안구건조증이 가장 문제가 된다. 실내에서는 가습기를 사용하여 습도를 올려주고 환기에도 유의해야 한다. 외출 시에는 건조하고 차가운 바람으로 눈의 증상이 더 심해지므로 필요하다 싶으면 참지 말고 인공눈물을 넣어 눈물을 보충하는 것이 좋다. 그리고 겨울철 스키장의 자외선이 생각보다 강하므로 선글라스나 고글을 착용하여 스키장의 흰 눈에 반사된 햇빛을 막고 스피드로 인한 눈의 외상에 주의한다.

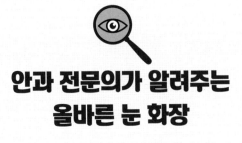

안과 전문의가 알려주는
올바른 눈 화장

안과 전문의가 화장법에 대해 언급한다는 것을 조금은 의아하게 느낄 수 있겠지만 젊은 여성 환자의 눈 클리닉 방문의 원인 대부분이 바로 화장과 밀접한 관계를 가지고 있기 때문이다. 눈이 불편하거나 가렵다는 증상으로 병원을 방문하는 여성 환자들이 많다.

화장으로 인한 눈의 불편을 호소하는 사람들은 콘택트렌즈를 사용하거나 민감한 눈 피부를 가진 사람들에게 더욱 많이 나타난다. 더욱이 요즘 문제를 일으키는 렌즈는 대부분 '컬러렌즈'라고 불리는 색깔이 들어간 소프트렌즈다. 다음의 내용들은 어쩌면 단순할 수 있는 내용이기도 하지만 처음 화장을 하거나 화장을 한 후 렌즈를 착용하는 사람에게는 매우 중요한 내용으로, 눈에 부담을 가능한 적게 줄 수 있는 화장품 사용법에 대한 설명이다.

● 마스카라

마스카라는 아이라인을 선명하게 보이게 만들고 보다 풍성하고 긴 눈썹으로 보이도록 하는 장점이 있다. 하지만 눈에 직접적으로 닿을 수 있기에 조심히 사용해야 한다. 마스카라를 짙게 발라서 눈썹을 올리기보다는 비올라라는 눈썹 컬 기구를 사용하면 굳이 마스카라를 많이 바르거나 속눈썹 뿌리부터 바르지 않더라도 컬을 만들어 눈썹을 길어 보이게 할 수 있다.

또한 마스카라를 사용할 때는 가까운 곳에서 먼 곳으로 즉, 속눈썹의 뿌리에서 바깥쪽으로 칠하는 것이 좋으며 눈썹의 위쪽에서 발라주는 것도 효과적이다. 너무 많은 양을 사용한다거나 굳은 조각이 가루가 되어 떨어지는 제품은 주의한다. 이러한 조각들이 눈에 들어가면 이물질로 작용하여 알레르기의 원인이 되기 때문이다.

마스카라는 친수성이므로 물에 잘 지워지기는 하지만 요즘은 잘 안 지워지는 방수성 제품이 많이 나와 있으므로 이 제품을 사용한다면 필히 전용 아이리무버 제품으로 닦아내는 것이 좋다.

● 아이섀도

안과 진찰 시 가장 눈에 많이 띄는 것은 가장 잘 보이는 탓도 있겠지만 굴 껍질 등으로 만들어진 반짝거리는 성분 즉 펄이나 무지갯빛이 나는 가루들이다. 이것은 눈에 들어가기도 쉽고 불편도 많이 일으키며 특히 렌즈를 착용하는 사람에게는 해로우므로 화장을 할 때 눈에 들어가지 않도록 주의를 하는 것이 좋고 가능하다면 화장을 마치고 솔 등을 이용하여 얼굴을 가볍게 한 번 정도 털어 주는 것이 좋다.

● 아이라이너

아이라이너가 특별히 눈 알레르기를 많이 일으킨다는 보고는 거의 없다. 하지만 병원에서 임상적으로 눈의 가려움증을 호소하는 대부분의 환자들이 가리키는 부위가 바로 아이라인이 그려지는 자리다.

모든 화장품이 마찬가지지만 이런 증상이 심할 때는 그 원인이 되는 화장품을 찾아서 제거해야 한다. 한꺼번에 눈 화장품을 모두 바꾸게 되면 그 원인이 어디에 있는지를 알 수 없기 때문에 화장품으로 인해 알레르기가 나타나면 하나씩 바꾸면서 면밀히 관찰하는 것이 좋다.

눈이 예민하다면 눈에 들어가기 쉬운 리퀴드 타입보다는 부드러운 재질의 펜슬 타입이 좋다. 속눈썹이 난 선을 중심으로 자극에 예민한 안쪽의 점막 부위보다는 가능한 바깥쪽만 그리는 것이 좋다.

● 눈 영양크림

눈 화장을 지우는 크림과 지우고 난 후 잔주름과 눈 주의의 다크써클 완화를 위해 사용되는 영양크림을 사용할 때 알레르기 체질인 사람들은 저 자극성이나 알레르기 테스트를 거친 제품들을 사용하는 것이 좋다. 특히나 이러한 제품들은 온도나 기타 외부의 환경에 민감하므로 항상 신선한 상태를 유지하는 것이 중요하다.

●헤어 제품

헤어 스프레이가 눈에 들어가면 눈이 나빠진다는 말이 있는데 정말로 그런 것은 아니다. 하지만 눈에 들어가면 염증을 일으키고 많이 들어가는 경우에는 각막 표면까지 손상될 수 있으므로 지나치게 가까운 곳에서 분사하는 것은 피하고 눈을 감고 뿌리는 것이 좋다.

콘택트렌즈를 착용하고 있을 때는 더욱 주의해야 한다. 특히 염색을 할 때는 절대 렌즈를 착용하고 있으면 안 된다. 염색약이 눈에 흘러 들어가면 강한 화학성분으로 인해 각막 표면에 손상을 입힐 수 있으므로 주의한다. 피치 못하게 들어간 경우에는 흐르는 물로 많이 씻어낸다.

●콘택트렌즈와 눈 화장

콘택트렌즈를 처음 사용하는 사람들이 화장을 할 때는 꼭 지녀야 할 중요한 원칙이 있다. 화장하기 전 렌즈를 착용하고 지우기 전에 렌즈를 빼는 것이다.

렌즈 착용이 익숙한 사람들은 문제가 없지만 렌즈 착용이 익숙하지 않은 초보라면 렌즈를 넣고 빼는 과정이 오래 걸린다. 눈물도 많이 나기 때문에 화장을 한 상태에서 렌즈를 착용하면 화장이 얼룩질 뿐만 아니라 화장품이 눈물에 녹아서 눈 안으로 들어가게 되어 문제를 발생시킨다.

실제로 병원에서 진찰할 때 콘택트렌즈를 착용하고 있는 사람들은 착용하지 않는 사람들보다 훨씬 많은 화장품 가루 등이 눈에 들어가 있는 것을 관찰할 수 있다.

그리고 화장을 지우기 전에 반드시 렌즈를 뺀다. 화장품 제거제의 기름성분이 렌즈를 끼고 있는 눈 안에 들어가면 눈의 손상이 커지고 렌즈의 수명도 단축되므로 렌즈를 착용하고 있다면 되도록 수성 클렌징 제품을 사용하라고 권한다.

Chapter
02

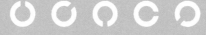
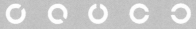

눈을 알아야
눈이 편해진다

눈의 구조를 먼저 알자

안구는 카메라와 유사한 구조를 하고 있다. 외부로 노출되어 있는 각막은 '검은 동자'로 불리며 카메라 렌즈의 바깥쪽 필터나 시계의 유리에 해당되고 그 안쪽으로 조리개 역할을 하는 갈색이나 푸른색의 홍채가 있다. 그 뒤의 수정체는 카메라의 렌즈 구실을 하여 눈으로 들어오는 빛을 모아서 한 초점에 맺히도록 하는 광학적 기능을 수행한다.

그 다음 구조는 눈의 용적 대부분을 차지하는 투명한 유리체

(과거 용어는 초자체)이며 맨 뒤쪽 벽에는 필름 · CCD에 해당하는 망막이 있어 초점이 맺힌 물체의 상을 인식한다. 이 망막에 넓게 분포되어 있는 시신경은 한 군데로 모여 신경다발을 형성하는데 이것을 '시신경'이라고 한다. 이 시신경은 비디오 카메라의 영상 신호선과 같은 역할을 하며 대뇌 뒤쪽의 시각중추에 연결되어 있다.

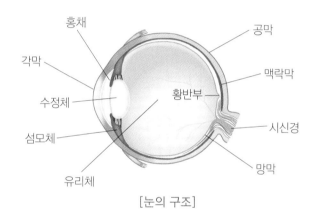

홍채
각막
수정체
섬모체
유리체
공막
맥락막
황반부
시신경
망막

[눈의 구조]

안구를 둘러싸는 조직들은 크게 뼈와 피부로 나뉜다. 눈 주위 뼈는 안구의 상하좌우를 둘러싸서 4개의 벽을 만들며 얇은 부분은 외부로부터의 충격에 쉽게 골절되기도 한다. 그리고 눈앞에는 안검 즉 눈꺼풀이 있어서 외부의 자극으로부터 눈을 보호하고, 눈으로 들어가는 광선의 양을 차단하거나 제한한다. 안구 표면 위로 눈물을 분포시키는 역할도 한다.

눈꺼풀의 피부는 인체 피부층 중에서 가장 얇고 피하조직이 느슨하기 때문에 쉽게 부어오르기도 한다. 그리고 눈물을 만들고 배출시키는 눈물샘과 눈물길이 눈의 위아래에 있으며 마지막으로 눈을 움직이는 외안근이 6개 있어서 각각의 눈이 평행하게 같은 물체를 바라볼 수 있게 하는데 이곳에 이상이 생길 경우에 내사시, 외사시, 수직 사시 등의 사시가 발생하게 된다.

눈의 본질적인 기능, 시력

물체의 존재 및 형태를 인식하는 능력은 눈의 가장 본질적인 기능이다. 시력은 눈으로 느낄 수 있는 최소 광선량, 떨어져 있는 두 점을 두 개로 인식할 수 있는 해상력 그리고 읽고 판단할 수 있는 문자를 최소 크기로 정의하고 측정한다. 국제 안과학회에서는 직경 7.5mm, 폭 1.5mm의 고리를 그려서, 그 고리에 1.5mm의 간격을 둔 것을 표준시표로 하고 이를 5m의 거리에서 식별하는 눈의 시력을 1.0이라고 제정하였다.

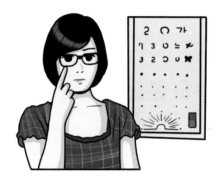

● **시력검사**

일반적으로 말하는 시력검사에는 몇 가지 방법과 의미가 있다.

가장 일반적인 검진이나 운전면허 적성검사 시에는 벽에 걸린 시력표를 보고 시력검사를 시행하여 1.0, 0.5 등의 수치로 표현하고 안과병원에서는 그 외에 시력을 교정하는 안경 도수를 −3.00 디옵터 등으로 측정한다.

그리고 어린아이는 물체를 쳐다볼 때 거리와 주변상황에 따라 초점을 맞추는 조절력의 차이가 크기 때문에 조절력을 제외한 실제 굴절 상태를 정확히 평가할 필요가 있어서 눈에 조절마비제 안약을 투여한 후 한 번 더 정밀하게 측정한다. 만약 이 검사를 빼놓을 경우 정확한 도수를 알 수 없기 때문에 안경점에서 그냥 측정한 도수로 안경을 맞추면 안 된다.

근시는 병이 아니다

우리는 일상생활에서 '눈이 나쁘다'는 말을 여러 의미로 사용한다. 마치 '머리를 잘랐어'의 의미가 여러 가지인 것과 비슷하다. 눈이 나쁘다는 것은 간 기능이 안 좋아 몸에 문제가 생기듯이 실제로 눈의 기능 자체가 나빠 아무리 교정을 해도 정상시력이 안 나오는 경우를 말한다.

그런데 일상생활에서 눈의 기능은 완전히 정상인데 안경을 착용한다는 이유로 '눈이 나쁘다'고 말하며, 안경 도수가 높을수록 눈이 더 나쁘고, 눈이 점점 더 나빠진다고 말한다. 하지만 실제로 안경으로 교정해서 정상시력이 나오는 것은 병이 아닌 정상이라고 말할 수 있다.

● 왜 근시가 있으면 시력이 좋지 않은가?

근시는 초점을 맞추기 위해 안경의 오목렌즈로 교정해야 하는 눈의 굴절 이상이다. 근시가 있는 사람들은 필름에 해당하는 망막 위에 바로 맺혀야 할 초점이 그보다 앞쪽에 맺히기 때문에 오목렌즈로 초점을 뒤로 밀어주어야 한다. 이와는 반대로 원시는 볼록렌즈로 초점을 앞으로 당겨주어야 하는 상황이다.

안과에서 광학적으로 오목렌즈 앞에 '−', 볼록렌즈 앞에 '+'의 기호를 붙여서 도수를 표시하며, 이 도수의 단위가 바로 '디옵터'이다. 이 디옵터의 표시와 시력표상의 시력 단위는 상관이 없다. 즉 '−4 디옵터는 0.1의 시력보다 더 나쁜 마이너스 시력이다'라고 생각하는 경우가 많은데, 그 두 가지는 단위가 다른 표현이기 때문에 옳지 않은 이야기다.

물론 디옵터가 높을수록 시력이 나쁜 것은 사실이다. 하지만 −2 디옵터의 근시는 시력표상으로 볼 때 약 0.3~0.4 정도이고 −3 디옵터는 0.1 혹은 그 이하의 시력에 해당한다.

청소년기에는 신체의 성장과 더불어 안구의 크기도 증가한다. 우리나라와 아시아인의 경우 굴절을 담당하는 수정체와 각막의 굴절력이 안구의 길이 성장을 따라가지 못하는 경우가 많아 서양인들보다 민족적으로 근시가 더 많다. 오히려 미국 등 서양인들은 근시보다는 원시가 더 많다.

근시는 유전적인 영향을 받으며 부모가 모두 근시일 때 그 사이의 아이는 근시일 확률이 확률이 높다. 근시는 5~6세나 초등학교 때 나타나기 시작하여 키의 성장과 함께 안구의 길이도 길어진다. 이때 오목렌즈가 필요한 근시의 진행이 같이 일어난다. 그러다 성장기가 끝나서 성장이 멈추는 20대 초반 이후에는 근시의 진행도 당연히 같이 멈추어서 시력의 변화가 더 이상 일어나지 않는 것이다. 그래서 라식 수술 등의 시력 교정 수술을 시력이 고정된 20세 이후부터 하라고 권하는 것이다.

근시의 초기에는 그 폭이 작아서 안경 도수도 낮은 것으로부터 시작하기 때문에 '안경을 써도 잘 보이고 안 써도 잘 보였는데, 안경을 쓰기 시작했더니 점점 눈이 더 나빠져서 몇 년 후에는 높은 도수의 안경을 쓰게 되었다'고 잘못 생각하는 경우가 있는데 전혀 사실이 아니다.

오히려 그 반대로 키가 성장함에 따라 안구의 길이도 길어져서 눈의 도수가 점점 마이너스(근시)로 진행하기 때문에 안경은 그것을 따라가는 것이다.

여기서 한 가지 재미있는 것은 필자 주위의 안과 전문의들을 포함하여 안경을 쓰는 사람들은 모두 '눈이 튀어나왔다'는 이야기를 많이 듣는다. 이 또한 안경을 오래 써서 눈이 튀어나오는 것이 아니고 사실은 눈이 튀어나와서 안경을 써야 한다는 표현이 맞다.

근시는 유전적, 민족적으로 원래 진행이 되는데 근시에 관한 잘못된 속설을 믿고 자책하는 사람도 많이 있다. 어두운 곳에서 책을 보아서, TV를 많이 보아서, 가까이 보아서, 컴퓨터를 많이 해서, 게임을 많이 해서, 심지어는 공부를 많이 해서... 등등.

그런데 이런 요인들은 사실 근시의 진행에 거의 영향을 미치지 않는다는 이야기를 하면 지금까지 평생 들어왔던 일반 상식과는 맞지 않기에 대부분의 사람들은 믿지 않는다. 이는 미국에서도 마찬가지여서 심지어 미국안과학회에서 '어두운 곳에서 사진을 찍다가 고장 난 카메라가 있으면 가져와 보라'는 제목의 홍보기사를 낸 적도 있을 정도다.

지금까지 열거한 상황이나 환경들이 눈에 지속적으로 피로를 야기할 수는 있지만, 그것만으로 근시 특히 고도 근시가 되는 것은 절대 아니다. 하지만 나쁜 조명 환경 아래서 쉼 없이 근거리 작업을 하면 근시의 진행을 촉진한다는 연구가 일부에서 발표되기도 해서 눈의 건강상 그런 환경은 피하는 것이 좋다.

잘못된 눈 건강법이
약시를 만든다

안경이나 렌즈로 교정해야 하는 근시나 난시, 원시의 경우 비의학적인 시력 회복 안경이나 침, 한약 등은 절대 효과가 없다. 그러나 심각한 부작용이 없다면 큰일은 아니지 않을까 생각하는 경우가 있는데, 질병이 아닌 일상생활이라면 맞는 이야기다.

예를 들어 주름살 제거제나 만병통치약 등은 사용 후 효과가 없어도 부작용만 없으면 괜찮다. 그러나 고쳐야 할 병이 있을 때 그런 비의학적인 것들의 시도로 결정적인 치료시기를 놓친다면 그것을 사용한 것 자체가 돌이킬 수 없는 심각한 부작용이 될 수 있다.

눈의 경우도 마찬가지라서 시신경이 자라나는 14세까지는 안경을 착용하더라도 1.0의 시력을 만들어 유지하지 않으면 성인이 되어서 아무리 안경을 써도 1.0이 나오지 않는 약시가 발생할 수 있어 큰 문제다. 그래서 근시가 있는 어린이들은 정확한 진단과 안경 처방을 받아 안경을 쓰는 것이 매우 중요하다.

근시와 고도 근시는 다르다

고도 근시란 교정 도수가 -6.00 디옵터 이상의 경우를 말한다. 고도 근시는 일반 근시와는 다르며 그 중에서 가장 중요한 것이 망막의 고도 근시성 변화다. 심한 고도 근시가 있는 사람의 망막은 정상인에 비해 무척 얇고 약해서 외부 충격에 쉽게 떨어지거나 찢어지며(망막박리), 외상없이도 저절로 변성이 일어나기도 한다. 또한 동반되는 눈 질환이 일반 근시보다 많아서 고도 근시로 진단받은 사람들은 정기적인 안과검진이 필요하다.

잘못된 습관이 가성 근시를 만든다

가성 근시란 병명을 한 번씩 들어보았을 것이다. 사람의 눈에 있는 자동 초점 조절 장치는 가까운 거리를 볼 때 글자 그대로 '눈 깜짝할 새'에 수정체의 두께가 두꺼워진다.

그런데 성장기 학생들이 오랜 시간 독서에만 집중을 하거나 작은 게임기 등을 무리하게 오래 들여다볼 경우 이 두꺼워진 수정체의 상태를 지속시키는 모양체 근육에 경련이 일어나 쥐가 난 것처럼 먼 곳을 보아도 근육이 풀리지 않아 사물이 흐리게 보인다. 또한 그에 따른 눈의 피로와 두통이 발생하는 경우가 있다.

이때 그 두꺼워진 수정체 상태로 일반적인 시력검사를 해보면 근시 상태로 판명이 나는데 이것이 바로 가성 근시다. 그러나 이것은 일시적인 상태기 때문에 모양체 근육을 풀어주고 안경을 쓰지 않아야 한다.

그대로 잘못된 안경을 쓰면 근육이 풀어지지 않고 영구적인 근시 상태가 되어 눈의 부담이 증가하여 여러 가지 2차적인 합병증을 유발할 수가 있다. 그래서 학생들은 안과 전문의에게 정기적인 시력검사를 받고, 필요한 경우 조절마비제 안약을 넣어가며 정밀 시력검사를 해야 하는 이유다.

가성 근시 자체를 예방하는 방법은 올바른 독서 습관을 가지는 것으로서 일정거리를 유지하여 책을 보고, 한 시간에 10분씩 6미터 이상의 먼 거리를 바라보아 눈의 초점을 조절하는 근육의 긴장도를 풀어준다. 물론 TV도 3미터 이상은 떨어져서 시청해야 눈에 피로를 주지 않는다.

요즘은 스마트폰 때문에 올바른 독서와 TV 시청 습관이 다 망가지는 시대에 이르렀다. 그래서 스마트폰처럼 작은 디스플레이 기기는 10분에 1분 이상은 눈을 쉬게 하고 먼 거리를 바라보는 것이 중요하다.

　그리고 시판되는 눈 영양제들이 가성 근시를 치료해 주지는 않지만 이런 현상이 자주 발생하는 성장기의 학생들에게는 필수 비타민의 공급원으로 적당하다.

찌그러져 보이는 난시

난시는 이름에서 풍기는 느낌 때문에 매우 어렵고 복잡한 것이라는 생각을 많이 한다. 하지만 용어의 번역만 그럴 뿐 고치기 어려운 난치성도 아니고 어지럼증, 구토 등의 증상과도 전혀 관련이 없는 근시, 원시처럼 굴절 도수를 나타내는 용어일 뿐이다.

사실 난시는 광학적으로는 약간 복잡한 개념이다. 눈의 검은 동자인 투명한 각막은 돋보기처럼 이론적으로 완전한 구면체의 한 면을 갖추고 있어야 하지만 개개인에 따라서 수평 반지름과 수직

반지름이 다른, 약간 원기둥 모양에 가까운 찌그러진 모양일 때가 있다. 이런 난시를 교정하기 위해서는 찌그러진 각막 형태의 반대 모양을 가진 원주 렌즈가 필요하다.

그리고 '나는 근시래' '그래? 나는 난시인데'처럼 하나로만 존재하지 않고 난시는 근시, 원시와 같이 존재할 수 있다. 그래서 난시가 같이 있는 경우에는 근시용 렌즈에 난시도 같이 들어가 있어야 하기 때문에 난시 교정용 콘택트렌즈가 따로 존재하며 하드렌즈는 난시 교정 효과가 우수해서 난시를 가진 사람들이 선호한다.

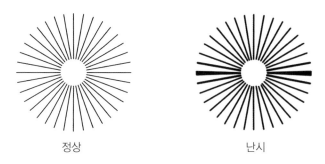

정상   난시

난시의 경우 방향에 따라 뚜렷이 보이거나 흐려 보인다. 예를 들어 오른쪽 그림처럼 수평이 진하게 보이고 수직이 흐리게 보이거나 그 반대의 경우도 있는데, 모두 난시에 해당한다.

가까운 것이 안 보이는 원시

원시는 먼 곳은 잘 보이지만 가까운 것이 안 보이는 증상이다. 원시는 근시와 정반대의 개념으로 눈으로 들어온 광선이 망막보다 초점이 뒤에 생겨서 볼록렌즈, 즉 '+' 디옵터의 렌즈로 교정한다.

웬만한 원시 환자들은 먼 곳이 잘 보이기 때문에 안경을 잘 착용하지 않는데 정상 시력이나 근시의 경우보다 가까운 거리 작업 시에 시력 감퇴, 안통이나 두통, 눈의 충혈, 열감, 건조감, 심한 깜박거림 등이 많이 생기므로 정확한 교정이 필요하다.

그런데 원시도 노안처럼 볼록렌즈로 교정하기 때문에 노안과 원시를 혼동하는 경우가 종종 있다. 원시는 어린아이에게도 나타나지만, 노안은 정상인 어른에게 나타난다는 차이점이 있다.

시력이 다른 짝눈

부동시 즉 짝눈이란 양쪽 눈의 굴절 도수 차이가 2 디옵터 이상인 경우를 말한다. 부동시는 사시, 약시, 어지럼증, 안정 피로, 두통 등 여러 가지 문제점을 발생시킨다. 한 쪽 눈이 나쁘고 반대편은 더 나쁜 경우도 좋지 않지만, 한 쪽 눈은 좋은데 반대편만 나쁘다면 안경을 착용하지 않으려고 해서 결과적으로 더 나쁜 질환을 가져온다. 치료는 당연히 정확한 시력 교정인데 양쪽 눈의 도수 차이가 크다면 안경으로도 한계가 있기에 콘택트렌즈나 라섹 수술로 교정하는 것이 좋다.

다양한
시력 교정 수술

근시를 치료하려는 노력은 과거로부터 계속되어 왔으며 과거에
최초로 시행되었던 근시 교정 수술을 시작으로 수술의 완성인 라
섹 수술까지 다양한 수술 방법들을 간략하게 소개하고자 한다.

● **방사상 각막 절개술(Radial Keratotomy)**
1970년도 초기에 러시아의 안과 전문의 표도로프 박사에 의해
개발된 것으로 각막의 표면에 8개의 절개를 가함으로써 각막을

편평하게 만들어 근시를 치료하는 방법이다.

● 각막 절삭 가공 성형술(Keratomileusis)

각막의 일부분을 잘라내고 남은 각막을 각막절삭기로 필요한 도수만큼 깎아낸 다음 다시 먼저의 각막을 원래 자리에 붙여주는 방법으로 훗날 라식 수술의 원형이 된다.

● 투명 수정체 적출술 및 인공 수정체 삽입술(ECCE & IOL implantation)

근시의 교정을 위해 눈에 인공 수정체를 삽입하는 수술이다. 눈을 완전히 절개하여 열고 시행하는 수술인 만큼 위험성이 따르고 백내장이 아닌 이상 이 수술을 할 필요는 없다.

● 안내 렌즈 삽입술(ICL implantation)

라식·라섹 수술이 불가능한 −13 디옵터 이상의 초고도 근시면서 각막 두께가 얇은 경우 차선책으로 사용할 수는 있다. 그러나 백내장, 녹내장, 실명 등의 위험을 감수해야 하는 위험성이 따른다.

●엑시 머레이저 수술(Excimer Laser PRK)

고도로 정밀한 자외선 레이저를 이용해 각막의 일정량을 정확히 절제함으로써 근시를 교정하는 이 수술은 근대 근시 수술의 획기적인 전기가 되어 그동안 불가능했던 시력 교정 수술을 가능하게 한 역사적인 전환점이 된다.

●라식 수술(레이저 각막 절삭 가공 성형술, LASIK)

각막의 위층을 각막 절삭기로 절제하여 젖혀 놓은 후 남아있는 각막 조직을 엑시머 레이저로 필요한 양만큼 깎아내어 굴절 이상을 교정한 후 젖혀두었던 각막을 다시 제 위치로 덮어주는 수술이다. 라섹 수술이 개발되기 전까지 가장 많이 사용되었던 시력 교정 수술의 최고봉이다. 이 라식 수술은 다음에 설명하는 여러 가지 방법들로 분화되는데 이 이름들이 붙은 각각의 수술들은 종류가 다른 수술이 아니라 시력의 질을 높이기 위한 라식 수술의 옵션 같은 것으로 생각하면 된다.

👁 최신 라식 수술의 종류

스페셜 마이크로 라식 수술, 스마일 라식 수술, 웨이브 프론트 마이크로 라식 수술, 홍채 자동 인식 웨이브 프론트 마이크로 라식 수술, 마이크로 라식 수술, 에피 라식 수술 등이 있다.

● 라섹 수술(LASEK, LASer Epithelial Keratomileusis)

라섹 수술은 엑시머 레이저와 라식 수술을 변형시켜 기존의 엑시머 레이저 수술시 생길 수 있는 수술 직후의 통증이나 각막 혼탁과 같은 단점을 줄일 수 있다. 라식 수술의 가장 치명적인 단점인 각막 두께의 불안정성으로 인한 실명 위기의 문제를 해결한 현존하는 가장 완성된 단계의 시력 교정 수술이다.

👁 최신 라섹 수술의 종류

슈퍼 라섹 수술, 무통 라섹 수술, 웨이브 프론트 라섹 수술, 홍채 자동 인식 웨이브 프론트 라섹 수술 등이 있다.

안경을 대신하는
콘택트렌즈

콘택트렌즈는 안경, 근시 교정 수술과 함께 눈의 근시와 난시, 원시를 교정하여 정확한 초점으로 볼 수 있도록 하는 역할을 담당하는 의료 용품이다. 콘택트렌즈는 사실상 이물질임에도 불구하고 비교적 장시간 착용이 가능하다. 그 이유는 렌즈와 각막 사이에 있는 얇은 눈물 층이 각막에 필요한 산소 등을 공급해 윤활 작용을 도와주기 때문이다. 눈을 깜박일 때마다 렌즈가 약간씩 움직여서 눈물층의 교환이 이루어진다.

콘택트렌즈는 주로 근시나 난시 또는 원시가 있을 때 시력을 교정하는 목적으로 사용한다. 그 외 컬러렌즈를 이용한 미용 목적으로도 많이 사용된다. 그리고 각막의 질환을 치료하는 용도로도 꼭 필요하다.

또한 안경을 쓰지 못하는 경우 즉 미혼 여성의 외모 문제, 운동선수의 위험성, 안경 도수가 너무 높아서 안경으로는 시력 교정이 잘 안 되거나 양쪽 눈의 시력이 차이가 나서 안경 사용이 불가능한 부동시의 경우 시력을 교정하는 수단으로 콘택트렌즈는 매우 중요하다.

콘택트렌즈는 재료 재질에 따라 하드렌즈, 가스투과성 하드렌즈(RGP Lens), 소프트렌즈로 나누고 착용 기간에 따라 매일 착용 렌즈, 연속 착용 렌즈, 일회용 콘택트렌즈로 나눈다. 또 사용 목적에 따라 굴절 이상 교정 렌즈, 치료용 렌즈, 미용 컬러·홍채 소프트렌즈(써클렌즈)로 나눈다.

난시 교정에 탁월한
하드렌즈

아무리 하드렌즈가 많이 보급되었어도 현재 사용되는 콘택트렌즈의 대부분은 컬러렌즈를 포함한 소프트렌즈다. 하드렌즈는 그 단어에서 주는 느낌과 함께 선뜻 가까이 하기 쉽지 않은 렌즈다. 이 하드렌즈의 정식 명칭은 가스투과성 경성렌즈(Rigid Gas Permeable Lens, RGP Lens)다.

가스투과성 하드렌즈는 우수한 난시 교정 효과와 익숙해질수록 편안한 렌즈 관리, 그리고 착용감이 있다. 또한 웬만한 정도의 난시는 저절로 교정이 된다. 관리 또한 간편하여 찢어지거나 변형되지 않고 단백질이나 기타 화학용제와 균이 잘 침투하지 못한다.

처음에 착용이 조금 불편하여 익숙해지는데 시간이 걸리는 단점이 있다. 하지만 기존의 콘택트렌즈로 자주 문제가 발생한다면 한 번 권유해 볼만한 좋은 콘택트렌즈다.

콘택트렌즈의
올바른 관리와 주의사항

● **콘택트렌즈는 반드시 안과 전문의와 상의 후 착용한다**

콘택트렌즈를 처음 착용하려는 사람은 안경점에서 바로 구입하여 사용하지 말고 반드시 안과 전문의에게 콘택트렌즈 착용이 가능한지 여부를 정밀검사로 처방받기를 추천한다. 콘택트렌즈를 착용할 수 없는 경우는 눈물 분비가 충분치 못한 건성안 증후군, 각막에 염증이 자주 생기거나 콘택트렌즈에 알레르기가 있거나 또는 선천성 각막 질환 등을 앓고 있는 경우다.

● 눈에 이상이 생기면 착용을 중단한다

눈의 각막은 매우 중요하고 예민한 투명 조직으로 여기에 염증이 생기고 제때 치료를 받지 못하면 실명에 이를 수 있기 때문에 렌즈를 사용하면서 눈에 조금이라도 이상이 생긴다면 즉시 정확한 치료를 받아야 한다.

● 콘택트렌즈를 끼고 자는 것은 절대 피해야 한다

우리 몸 안의 모든 장기는 혈액에서 산소공급을 받으나 각막만은 특이하게 많은 양을 대기 중의 산소에서 받는다. 눈을 떴을 때는 대기 중의 산소가 각막 표면에서 녹아 흡수되어 산소 농도를 유지하지만 잠을 잘 때 눈을 감은 상태에서는 대기 중 산소 공급이 차단된다. 이때 산소 부족으로 눈의 각막 세포의 기능이 약해져서 잘 때 렌즈를 끼고 있다면 각막의 손상이 일어나기 쉽고, 이차적인 염증으로 진행되어 곧바로 실명의 위험이 닥치게 된다. 그래서 수면을 취할 때는 착용 가능한 연속 착용 렌즈라도 잠시 빼두기를 권한다.

● 콘택트렌즈 착용 중에는 식염수보다 인공눈물이 안전하다

렌즈를 착용 중일 때는 눈의 건조 및 이물감이 심하기 때문에 눈물의 농도와 같은 깨끗한 0.9%의 생리식염수를 필요에 따라 넣어주는 것이 시원한 느낌이 든다. 또 눈의 건조로 인한 여러 합병증도 막아줄 수 있기에 좋다.

그러나 눈이 시원해지는 느낌은 단순히 수분공급에 의한 것이고 식염수에 아무리 염분이 섞여있다 하더라도 균의 번식을 막을 만한 농도가 아니기 때문에 매일 철저한 위생적인 관리와 교환을 해야 한다. 만약 그러지 않으면 오히려 소금 분을 먹고 자라는 무서운 세균에 감염될 수도 있다.

그러므로 렌즈 사용자들은 렌즈에만 신경 쓰지 말고 자칫 지나치기 쉬운 식염수와 렌즈 용기의 위생적인 관리에도 주의를 기울여야 한다. 콘택트렌즈를 착용하고도 쓸 수 있는 인공눈물을 사용하는 것이 가장 위생적이고 안전한 방법이다.

그리고 원래 안구건조증이 있는 사람들은 렌즈 착용 시 외부로부터의 세균 침입에 대한 저항력도 약하며 합병증의 발생 확률도 일반인보다 높으므로 더욱 주의를 요한다.

밤에 끼고 자는 드림렌즈

드림렌즈는 일반 렌즈와는 달리 잠잘 때만 착용한다. 자는 동안 특수 렌즈가 각막 중심부를 오목하게 눌러서 아침에 렌즈를 빼더라도 근시가 교정된 효과를 보이는 특수 렌즈다.

성인의 경우에는 드림렌즈의 교정 효과가 썩 좋지 않아서 대부분 학생에게만 사용한다. 심한 고도 근시가 아닌 −4.0 ~ −5.0 디옵터 정도의 고도 근시에게 좋은 결과를 보인다.

낮에 렌즈를 착용하지 않는다는 특이한 장점을 가진 드림렌즈는 가격이 비싸다. 잘 때 정확하게 착용해야 하기 때문에 어린 나이의 학생에게는 부모님의 지도가 필요하다. 또 하나의 장점은 근시의 진행을 막아준다는 것인데 이에 대해서는 아직 찬반이 팽팽하게 맞서고 있어서 결론을 말하기 어렵다.

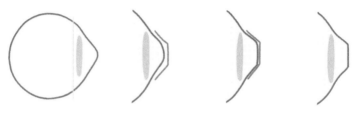

[드림렌즈의 원리]

노인성 질환, 노안

40대에 들어서면서 가까운 곳의 작은 글씨가 차츰 흐리게 보이기 시작하며 결국에는 독서용 볼록렌즈인 돋보기를 사용해서 글자를 확인한다. 또한 가까운 곳과 먼 곳을 교대로 주시할 경우 금세 초점을 맞추기가 어려워지는데 이러한 현상이 노안이다.

노안은 젊을 때는 모양체나 수정체의 탄력이 뛰어나지만 나이가 들어가면서 수정체의 탄력을 잃고 모양체 근육의 수축력이 약해지고 수정체를 두껍게 만들기가 힘들어서 가까운 곳의 초점을

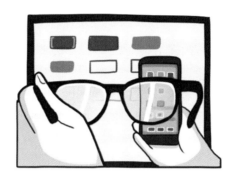

맞추기가 힘들어지는 것이다.

노안을 교정하기 위해서는 기본적으로 볼록렌즈 안경인 돋보기를 착용해야만 한다. 심지어 45세부터 시작한 노안은 50, 60, 70대가 되면서 더 진행되기 때문에 돋보기의 도수도 5~10년마다 증가한다. 돋보기가 필요한데 억지로 쓰지 않는다고 해서 노안의 진행을 막을 수는 없고 오히려 눈의 피로만 더 가중되기에 현재 상태에 맞춘 정확한 시력검사와 처방에 의한 돋보기가 필수적이다.

그런데 노안은 가까운 것만 안 보일뿐 멀리 있는 것은 젊었을 때와 거의 비슷하게 잘 보이기 때문에 돋보기를 쓰면 먼 곳이 흐려진다. 그래서 근거리, 원거리를 동시에 보기가 불편하고 안경도 여러 번 바꾸어야 해서 일상생활이 불편할 수 있다.

그래서 이를 해결하기 위해 멀리 볼 때는 도수가 없거나 원래 쓰던 안경 도수의 아래쪽에 돋보기 도수를 더한 안경인 다초점 렌즈 안경이 있다. 그런데 이 다초점 렌즈 안경은 경계선이 있어서 외관상으로도 좋지 않고 실제 보는 것에도 불편함이 있다. 그래서 도수를 점차 변화시켜 근거리, 원거리는 물론 중간 거리도 잘 보이게 하는 '누진 다초점 렌즈'를 사용한 안경이 인기를 끌고 있다.

그런데 누진 다초점 렌즈 안경이라고 해서 장점만 있는 것은 아니고 돋보기 부분이 아래에 위치하기 때문에 계단을 오르내릴 때 거리감각과 초점이 맞지 않아 자칫 위험할 수 있다. 누워서 TV를 볼 때도 많은 불편이 있을 수 있다.

그리고 돋보기 부분의 영역이 돋보기 안경보다는 많이 작아서 정자세로 책을 오래 볼 때는 불편함을 느낀다. 그래서 누진 다초점 렌즈 안경에 적응하지 못하는 사람들도 많다. 이럴 때에는 차라리 훨씬 저렴한 일반 돋보기 안경을 여러 개 준비해서 사무실, 거실, 침실 등에 놓고 쓰는 것을 추천한다.

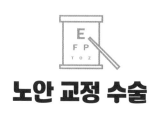

노안 교정 수술

노안일 경우 시력 교정 수술을 하면 예전처럼 시력이 회복될 수 있냐는 질문을 최근 들어 많이 받는다. 그런데 모든 사람이 노안 교정 수술로 시력을 회복할 수 있는 것은 아니다. 노안 수술 자체가 아직 완벽하지 않아서 70% 정도의 효과만 가져오기 때문에, 수술 전에 정밀한 검사와 힘께 수술을 받으려는 목적과 수술의 장단점에 대한 깊은 상담이 필수다.

가장 결정적인 이유로 근시 교정 수술인 라식, 라섹과는 달리 아직 노안 수술은 FDA에서 승인이 나지 않았다.

●공막 확장 밴드

모양체 근육이 붙어있는 공막(각막윤부)의 공간을 넓혀 주어 모양체 근육이 수축할 수 있는 공간을 만들어주는 방법이다. 정교한 칼로 미세 터널을 만들어 인체에 무해한 PMMA 재질의 확장 밴드 4개를 삽입한다. 이는 노안 교정 수술의 초기 방법으로 지금은 거의 쓰이지 않는다.

●레이저 노안 수술

라식, 라섹 수술과 같이 각막을 깎아내는 원리로 이루어지며 원거리, 근거리 모두 잘 보이도록 레이저로 다초점 렌즈를 만드는 원리다. 정교한 레이저 장비와 수차분석기를 이용해 각막을 비구면이 되도록 변화시켜 근거리를 볼 때는 각막 중심부로, 원거리를 볼 때는 초점을 깊게 하여 어느 곳이나 잘 보일 수 있도록 개발되었다. 하지만 결과가 만족스럽지 않아서 잘 쓰이지 않는다.

● 다초점 인공 수정체

백내장 수술을 이용해 눈의 수정체를 제거하고 근거리와 원거리가 다 잘 보이는 특수 디자인의 인공 수정체를 대치하여 넣는 방법으로 백내장 수술의 원리와 같다. 최근에는 이 수술이 가장 많이 쓰이고 있지만, 백내장이 없는 사람의 경우 정상 수정체를 백내장 수술로 제거하고 인공 수정체를 넣는 것이 과연 필요한 일인가에 대해서는, 안과 전문의들 대부분이 그렇게는 수술하지 않는 것이 좋겠다는 의견이 일치된 수술 방법이다.

또한 아직 완벽하지 않은 수술이라서 안과 전문의들은 환자들이 70점 정도의 결과를 원할 때만 수술을 시행하고 있다. 야간에 빛 번짐과 먼 거리 시력 저하도 문제로 남아 있어서 아직 안과 전문의가 이 수술을 받은 예는 없는 것으로 알고 있다.

● 레인드롭, 프레스비, 아큐포커스, 인트라 카메라 렌즈, 고주파 응고 수술

지금은 쓰이지 않는 방법이다.

👁 돋보기 등 노안 교정 안경이 필요하다

① 만 40세 이상의 성인으로 노안 증상이 있는 사람

② 인터넷으로 정보를 습득하거나 다양한 커뮤니티 활동을 하는 사람

③ 문서, 수치 등의 정확성을 요구하는 전문직 및 사무직 종사자

④ 각종 교재, 정보 가공 등이 필요한 교직 및 언론 종사자

⑤ 가사 활동을 할 때 불편을 느끼지만 미용상 돋보기나 안경을 안 쓰는 주부

⑥ 독서를 하거나 신문을 읽을 때 돋보기 또는 안경을 써야 하는 사람

노화로 일어나는
다양한 눈의 질환

노화 때문에 생기는 눈 질환으로는 백내장, 녹내장, 황반변성, 당뇨망막병증 등이 대표적이다. 그런데 이런 질환이 발병하는 연령대가 점점 낮아지고 있다. 녹내장은 최근 40~50대 환자가 많이 늘었다.

건강보험심사평가원에 따르면, 40대 환자가 2009년 6만 7252명에서 2017년 8만 9286명으로 33% 늘었고, 50대 환자는 8만 296명에서 12만 8706명으로 60% 증가했다. 백내장과 황반변성도 50대 환자가 각각 20%, 33%로 많아졌다. 이 질환들은 모두 60~70대 이후에 잘 생기는 것으로 알려져 있다.

큰 문제가 아닐 수 있지만 침침한 증상은 노안 외에도 백내장, 녹내장, 노인성 황반변성과 같은 질환이 동반될 수 있어 그 원인을 찾아서 치료를 해야 한다. 이런 병들은 상당히 진행될 때까지 노안 증상 이외에는 별다른 증상이 없어서 치료시기를 놓치게 되면 실명으로 이어질 수 있어 정기적인 안과 검진은 매우 중요하다.

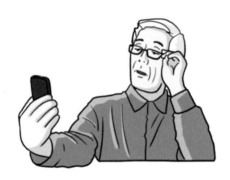

👁 실명을 초래하는 3대 눈 질환

- **황반변성** : 사물이 구불구불 휘어져 보인다.
- **당뇨망막병증** : 시야의 한 부분이 가려 보인다.
- **녹내장** : 눈이 빠질 듯 아프면서 속이 울렁거린다.

● 황반변성

우리 눈을 카메라에 비유하면 망막은 카메라의 필름이나 CCD에 해당된다. 망막 중에서도 시력의 핵심 역할을 담당하는 부위가 맨 가운데에 있는 황반인데 이 황반에 노폐물이 축적되고, 혈관변성이 발생하면 시력이 떨어지고, 선들이 휘어져 보이는 증상이 나타난다.

황반변성 초기에는 글자가 흔들려 보이거나 직선이 휘어 보이고 사물이 일그러져 보이는 증상부터 시작되어 진행된 황반변성에서는 시력이 떨어지거나 중심에 검은 암점이 생기고 무언가에 가려져 보이는 증상이 있으며 심하면 실명까지 초래한다.

황반변성은 서양뿐만이 아니라 우리나라에서도 65세 이상 노인이 실명하는 가장 큰 1위 질병이다. 더 무서운 것은 황반변성이 발생한 지 2년 내 환자의 50% 이상이 실명 수준으로 시력 저하가 나타난다. 이때 나빠진 시력은 다시 돌리는 것이 거의 불가능하므로 조기 발견이 매우 중요하다.

황반변성의 원래 명칭은 '연령 관련 황반변성(Age Related Macular Degeneration, ARMD)'이며 원인은 역시 노화다. 노화와 활성 산소가 황반부에 손상을 주는 것이 주원인이며, 거기에 음주,

흡연, 비만, 콜레스테롤 등이 황반변성에 큰 영향을 주므로 가급적 이를 주의한다. 활성 산소를 낮추는 항산화 물질과 루테인, 안토시아닌을 나이가 들수록 더 잘 챙겨서 복용하는 것이 중요하다.

무서운 황반변성을 병원에 오지 않아도 스스로 확인해볼 수 있는 테스트가 있는데 바로 '암슬러 격자 검사' 라는 것이다.

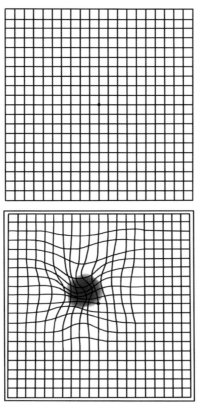

[암슬러 격자]

👁 암슬러 격자를 이용한 검사

① 돋보기를 사용하는 분은 돋보기를 쓰고 검사한다.

② 암슬러 격자판을 30cm 거리에 위치시킨다.(독서 자세)

③ 한 쪽 눈을 가리고 나머지 눈으로 한 가운데 점을 주시한다.

이 점과 동시에 주위에 보이는 격자 눈금들이 똑바로 보이면 정상이다. 하지만 한 부분이 뿌옇거나 찌그러져 보이고, 어둡게 보이면 황반부에 이상이 있는 것이므로 안과를 방문하여 정밀검사를 반드시 받아야 한다.

● 당뇨망막병증

당뇨망막병증은 당뇨병에 의한 합병증으로 말초순환장애가 눈에도 나타나는 것이다. 눈의 미세혈관이 약해지면서 점상 출혈이 생기거나 혈액 속 지방성분이 망막에 쌓이는데, 이 과정에서 망막에 상처가 생겨서 시력이 저하되는 것이다.

당뇨망막병증이 생겨서 황반부종이나 망막 출혈이 발생하면 시력 저하나 휘어져 보이는 증상이 발생한다. 더 진행되어 유리체 출혈이 있는 경우 눈 안에 먹물이 퍼지는 것처럼 검은 물체가 떠다니기 시작하고 시력이 급격히 떨어질 수 있다.

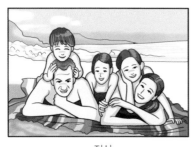

정상

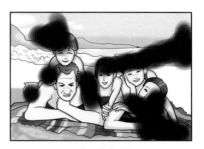

당뇨망막병증

당뇨망막병증 또한 국내 실명 원인 1위, 2위를 다투고 있으며 우리나라의 경우 당뇨병이 발생한 후 5년 이내에 당뇨병 환자의 19%, 15년 이상 된 당뇨병 환자의 74%에서 당뇨망막병증이 발생하기 때문에 당뇨가 발생하면 망막 검사를 꼭 받아야 된다.

다시 말해 당뇨가 있으면 실명 확률이 굉장히 높기 때문에 전신적인 당뇨 치료, 철저한 혈당과 혈압 조절이 반드시 필요하다. 따라서 당뇨병 환자들은 적어도 1년에 1회씩 망막 검진을 받으면서 당뇨 치료를 철저히 받는 것이 중요하다.

● 녹내장

녹내장은 눈 안의 압력이 높아져서 시신경을 압박하여 손상을 일으키고 이로 인해 시야가 좁아져서 실명하는 병이다. 그런데 동양인은 녹내장성 손상이 있으면서도 안압이 정상인 경우도 많기 때문에 안압 검사만으로 녹내장의 진단은 되지 않고 시신경의 모양과 시야 검사 등을 같이 진행하는 것이 안전하다.

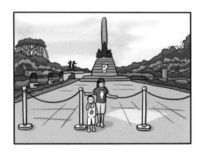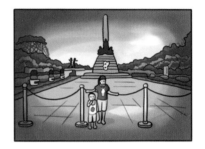
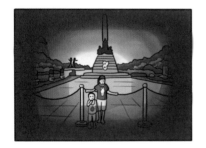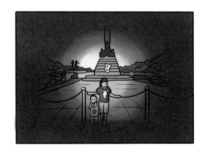

[녹내장]

녹내장은 어린아이부터 노인까지 생길 수 있는 질환이지만 특히 40세 이후에 많이 발생하므로, 중년 이후에는 누구나 정기적인 녹내장 검사를 받는 것이 조기에 진단하여 치료를 시작할 수 있는 최선의 방법이다.

녹내장이 생기면 시야가 왼쪽의 그림처럼 보이게 되는데 무서운 것은 상당히 시야가 좁아진 후에야 본인이 느끼게 된다는 것이다. 안압이 많이 오르는 경우 두통이나 구역질, 눈의 통증이 생기지만 증상 없이 실명해 버리는 경우도 허다하기에 정말 주의를 요한다.

녹내장은 완치될 수는 없다. 그러나 고혈압, 당뇨가 그러하듯이 약, 수술 등으로 잘 조절한다면 아무 문제없이 정상 생활을 영위할 수 있다.

👁 녹내장과 관련된 주의사항

① 40세 이후에는 최소 연 1회 안압 측정을 받을 것. 특히 당뇨병, 고혈압 등의 위험인자가 있다면 더욱 주의를 요한다.

② 불빛 주위에 무지개가 보이거나 눈이 아프고 시력이 감퇴되면 즉시 안과를 방문한다.

③ 어두운 곳에 오랫동안 있지 않는다.

④ 가급적 흥분, 분노, 불안 등 감정의 격동을 피한다.

⑤ 자극적인 음식물을 너무 많이 섭취하지 않는다.

⑥ 가까운 친척 중에 녹내장에 걸린 사람이 있다면 본인도 녹내장에 관한 검사를 받는다.

지금까지 노안과 혼동되는 세 가지 실명 질환들을 알아보았다. 세 질환 모두 고혈압이나 당뇨 등 전신 질환이 있다면 특히나 주의를 요하는 고위험 군에 속한다. 황반변성과 녹내장은 가족력과 함께 고도 근시를 가진 사람에게 특히 발병 위험이 높으므로 위험 군에 해당되는 경우에는 정기적인 검진을 빠짐없이 받아야 한다.

모든 사물이 흐리게 보이는
백내장

 노안은 가까운 곳은 안 보이고 먼 곳이 잘 보이는데 비해 백내장은 눈에서 카메라 렌즈의 역할을 하는 수정체가 뿌옇고 혼탁하게 변하는 질환이다. 눈에 들어온 빛을 제대로 통과시키지 못하기 때문에 안경이나 돋보기를 써도 안개가 낀 것처럼 모든 사물이 흐리게 보이며 혼탁의 부위와 정도에 따라 시력감소나 눈부심 증상 등이 발생한다. 실제 70대의 94%가 백내장을 가지고 있기 때문에 시력에 변화가 생겼을 때는 안과적인 진찰이 필요하다.

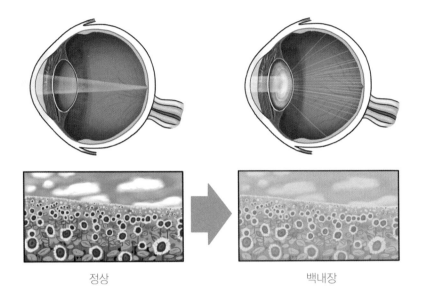

정상   백내장

　백내장 초기에는 안약으로 그 진행을 막기도 하지만 진행된 백내장의 근본적인 치료는 수술이다. 뿌옇게 변한 수정체를 초음파나 레이저 수술로 제거하고 그 자리에 특수 플라스틱으로 제작된 인공 수정체를 집어넣는다. 인공 수정체 중에는 최근 다초점 렌즈가 있어서 이를 사용하면 먼 곳과 가까운 곳이 둘 다 잘 보이는 장점을 얻을 수 있다. 하지만 단점도 존재하기 때문에 수술하는 담당 의사와 잘 상의하여 신중하게 결정한다.

　인공 수정체가 발명된 데는 재미있는 일화가 있다. 제 2차 세계

대전 당시 영국의 비행기 조종사가 사고로 비행기 캐노피(조종석 위의 투명한 덮개) 파편이 눈에 들어가는 사고를 당하였다. 시간이 지나도 눈에서 이물질에 의한 거부반응이 없는 것에 아이디어를 얻어 아크릴 재질의 인공 수정체를 개발하여 사람 눈에 성공적으로 이식을 하면서 지금에 이르렀다.

빨간 눈, 충혈

눈의 피로나 충혈은 마치 내과나 외과에서 '배가 아프다'는 경우에 비유할 수 있다. 즉 범위가 너무 포괄적이고 가능한 질병이 너무 많아서 조금 더 자세한 증상의 관찰이 필요하면서 더 주의해야 할 증상이다.

모든 병에서 마찬가지로 가장 기본적인 증상이 나타날 때는 발생 가능한 중요한 질병의 초기증상인지 아니면 단순히 넘어가도 되는 것인지의 감별진단이 꼭 필요하다. 이런 증상이 나타날 때는 눈에 어떤 이상이 있음을 암시하기 때문에 가능성 있는 여러 가지 질환을 전부 염두에 두고 검사해야하는 오히려 복잡한 상황일 수 있다.

　충혈은 눈의 피로 외에도 심한 안구건조증이나 결막염, 각막염, 포도막염 등 다양한 원인으로 나타날 수도 있다. 또한 질병이 없는 경우에도 충혈은 자주 발생하며 충혈이 다른 사람보다 자주 일어난다면 눈 흰자위 실핏줄의 분포가 다른 사람보다 많고 자극에 민감한 것이라서 완전한 원인 제거는 힘들다. 일부에서는 충혈과 피로를 제거하는 효능이 있다는 안약을 안과 전문의의 처방 없이 남용하는 경우가 있는데, 혈관 수축제가 포함된 안약을 오래 사용하면 위험한 결과를 초래할 수 있기 때문에 주의가 필요하다.

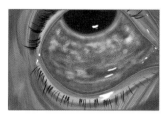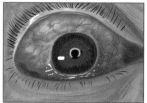

[충혈]

눈이 침침하다

눈이 침침하다는 증상에는 많은 원인이 있을 수 있다. 그래서 조금 더 자세한 증상의 표현이 진단에 도움이 된다.

눈이 침침하면서 눈알을 콕콕 찌르는 느낌이 드는 이유는 먼저 눈이 건조해서 안구를 돌리기가 뻑뻑해서다. 눈의 건조가 심하면 눈에 미세한 상처가 생긴다. 증상이 더 심해져 눈물이 날 때도 있다. 또한 노안이나 백내장을 이유로 시력이 떨어진 상태에서 잘 보기 위해 과도하게 눈에 힘을 주고 초점을 맞추려다 눈이 빨리 피로해지고 심한 경우에는 두통이나 어지러움까지 나타나기도 한다.

눈에 힘을 과도하게 주고 자주 깜박이지 않으면 증상이 더 심해지기도 한다. 그리고 드물게는 눈이 심하게 아픈 경우 안압이 갑작스럽게 높아지는 녹내장일 수도 있어서 눈이 침침하고 눈알을 콕콕 찌르는 느낌이 사라지지 않을 때는 반드시 진찰이 필요하다.

이 모든 증상들은 눈이 편하지 않고 건강하지 않다는 신호이기에 단순한 것에서 복잡한 것까지 여러 가지 질환의 가능성을 고려해야 한다.

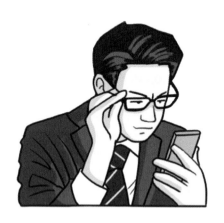

색각이상

색각이상에 관한 분야는 중요한 안과적 연구대상임에도 불구하고 선천성 질환이고, 병이 진행되지도 않고 치료도 되지 않아서 색각이상을 연구하는 전문의가 거의 없다. 국내에서는 우리가 사용하는 유명한 시력표를 개발한 전 서울대 안과 교수이신 한천석 박사님이 가장 많은 연구를 하셨다.

필자는 개인적으로 색각이상 분야에 관심이 많아 한 박사님과 여러 차례 의견교환을 하며 한 박사님이 개발한 색각검사 및 진단시스템을 컴퓨터 프로그램화하여 1992년도에 국내최초로 안과 학술대회에서 발표하였다.

색각이상은 눈의 망막 시신경 중 색을 감지하는 시세포에 이상이 생겨서 발생하는 것이다. 가장 흔한 적록 색맹은 적색과 녹색의 시세포에 이상이 있는 경우로, 단지 흑백으로 보이는 것이 아니라 전반적인 색 감각은 괜찮은데 적색이나 녹색의 특정한 색만 구분이 잘 안 되는 증상이다.

색각이상은 유전이며 남자에게 더 잘 나타나고(5.90%), 여성(0.44%)은 유전자 보인자로 자식 특히 아들에게 유전되는 경향을 보이고 있다.

색각이상을 검사하는 방법은 여러 가지가 있는데 가장 흔한 것이 가성동색표라는 신체검사 시 우리가 흔히 보는 것으로 여러 색의 점들이 모여 만들어진 숫자나 모양으로 판별하는 검사로, 총 20~25매로 구성되어 있다. 그 다음으로 더 정밀한 15색 판별 테스트, 100색 판별 테스트라는 것으로 확진한다.

우리나라에만 존재하는 이상한 관습은 색각이상자는 공학이나 화학, 의학에 종사해서는 안 된다는 것이다. 완벽을 기하자는 의미에서 그런 말이 나오는 것이겠지만 실제는 별 차이가 없다. 심지어 색각이상자를 제한하는 기준이 일정하지도 않을 뿐더러 기관, 학교, 국가마다 다르며 선진국은 필요 없는 제한은 하지 않는다.

그러나 순간의 오차로 큰 사고를 불러일으킬 수 있는 항해사, 비행기 조종사 등은 세계적으로도 제한하는 추세이며, 나머지 분야에서는 실제적인 테스트를 해서 별 무리 없으면 차별을 두지 않는 것이 알맞은 기준이다.

우리나라에서도 운전면허시험의 경우 색각이상이라고 무조건 제한하지는 않으며 안과 전문의가 여러 가지 색깔의 빛을 구분하는 최종 테스트를 해서 이상이 없다면 무리 없이 면허취득이 가능하다.

색각이상은 선천적인 것이기 때문에 약이나 안경으로는 치료가 안 된다. 일부에서 비의료인들에 의해 색맹훈련이라는 것이 행해지고 있으나 이것은 암기나 기타 방법으로 색을 구분하는 것으로, 일시적인 효과를 보일 뿐이다. 그러나 백내장, 망막이상 등으로 생긴 후천적인 색각이상은 원인 질환을 치료함으로써 좋아질 수 있다.

여름철 눈병,
유행성 각결막염

    여름철만 되면 그냥 지나가는 일없이 항상 나타나는 반갑지 않은 손님이 바로 '아폴로 눈병'이라고 부르는 유행성 각결막염이다. 원인균은 아데노바이러스 8형과 19형이고 잠복기는 접촉 후 대개 일주일 정도다. 비교적 긴 잠복기 때문에 집안에서 환자가 발생하면 첫 증상이 나타나기 전에 이미 모두 전염되는 경우가 대부분이다.

    보통 양쪽 눈에 발병하나 한쪽만 생기는 수도 있으며, 양쪽 눈에 발병한 경우 대개 먼저 시작한 눈에서 증상이 더 심하게 나타난다. 처음에는 눈이 빨개지고 아프기도 하며 눈물이나 눈곱이 많이 나온다. 각막 표면 상피 세포의 손상으로 수명(빛을 볼 때 눈이 아픈 것)이 나타나기도 한다. 이때의 손상이 각막 혼탁을 남겨 수년간 지속되기도 한다. 이 결막염은 대개 발병 후 3~4주간 지속되며 어린아이는 두통, 오한, 인두통, 설사 등이 동반되기도 한다.

치료는 반드시 필요하며 2차적 세균 감염을 방지하기 위하여 광범위한 항생제를 안약과 필요할 경우 내복약으로 투여한다. 일반적인 급성 세균성 결막염은 1주일 정도를 넘기지 못하나 이 질환은 대개 2주에서 3주간의 경과를 취하기 때문에 고생하는 경우가 많다.

심한 경우에는 심한 통증과 부기가 있기 때문에 찬 물수건을 대어 염증 반응을 줄이면 눈이 시원하고 편해진다. 유행성 각결막염은 바이러스에 의한 질환이라서 이론적으로는 항생제 치료가 듣지 않는다. 하지만 바이러스에 의해서 발병한 질환이라도 침범 당한 부위의 점막 손상으로 세균 감염의 위험성이 증가하여 평소에는 눈 주위나 공기 중에 떠다니면서도 침범하지 못하던 세균에 2차적으로 쉽게 감염되어 증상이 더 심해지므로 항생제 안약을 넣어주는 것이 좋다.

유행성 각결막염은 치료보다는 예방이 더 중요하다. 전염성이 대단히 강하기 때문에 직접 및 간접 접촉에 의하여도 발생한다. 주로 여름에 유행하지만 최근에는 평균기온 상승과 미세먼지로 인해 눈에 손을 대는 일이 많아져서 일 년 내내 발생하는 추이를 보이고 있다.

예방은 약으로 되지 않는다. 이 병은 손에서 눈으로 옮기 때문에 환자 주위의 사람들은 절대로 자신의 눈을 만져서는 안 되고, 환자는 물론 가족들도 항상 손을 자주 씻어야 하며 수건도 따로 사용하여야 한다. 환자 자신도 안약을 점안하기 전·후에 손을 씻어야 주위 사물에 바이러스가 전파되지 않는다. 그러나 알려진 것처럼 쳐다보는 것만으로는 절대 전염되지 않는다.

👁 유행성 각결막염과 아폴로 눈병의 차이

대부분의 경우 유행성 각결막염을 '아폴로 눈병'이라고 부르기도 하는데, 엄밀하게 말하면 두 질환은 각기 다른 바이러스에 의해 생긴다. 아폴로 눈병은 유행성 결막염에 비해 더 짧은 잠복기(8시간~2일)와 짧은 경과기간(5~7일)을 가진다. 이틀도 안 되는 짧은 잠복기로 인해 한 번 유행하면 수영장이나 해변에서 폭발적으로 전파되는 특징이 있다. 하지만 일반적인 증상이나 주의사항, 치료가 둘 다 거의 비슷하기 때문에 이름을 혼용하여 부르는 데에 큰 문제는 없다. 아폴로 눈병 또한 개인의 청결한 위생 상태와 항상 손을 깨끗이 하는 것이 가장 중요하다.

가려운 눈,
알레르기성 결막염

주로 봄에 나타나는 알레르기성 결막염은 눈물이 나고, 가려움과 충혈, 눈부심이 생긴다. 또 눈 안에 모래알이 들어있는 것처럼 까끌거리는 이물감과 통증이 발생하며 묽은 실 같은 눈곱이 끼기 한다. 알레르기성 결막염은 과민성 피부염을 가진 환자에게 많으며 가족 중에 알레르기의 병력이 있는 경우가 많다. 그런데 과거에는 특정 계절에만 발생하던 알레르기성 결막염이 미세먼지 탓으로 일 년 내내 발생해서 심각한 문제가 되고 있다.

눈이 가려운 것도 원인에 따라 부위가 달라서 어떨 땐 눈꺼풀이, 또 어떨 땐 눈머리나 눈꼬리가 가렵다. 가려운 부위에 따라 눈머리 즉 코와 가까이 있는 안쪽 부분에는 눈물과 기타 이물질들이 모이는 부분이기 때문에 알레르기성 결막염 때는 주로 이 부분이 가렵다. 바깥쪽 눈꼬리 부분은 피부와 접히는 부분이라서 아토피 피부염이나 습진, 헤르페스 안검염 등 피부성 질환이 많다.

가려워서 눈을 비비면 일시적인 가려움은 해소되지만, 더 많은 염증 매개 물질이 방출돼 결과적으로 더 심한 염증 반응을 일으키게 된다. 또 눈을 비빌 때 결막 안에 물이 차서 부어오르는 결막부종이 발생하면 시력과는 무관하지만 앞을 보는 게 불편하게 느껴질 수도 있다.

더욱이 눈을 비비다가 각막에 미세한 상처가 생기면 이로 인해 증상이 더 심해질 수 있으므로 눈을 비비는 행동은 피하는 게 좋다. 그리고 여름에 눈을 비비는 것은 눈병 전염의 절대적인 원인이 되므로 절대로 눈을 비비는 것은 안 된다.

치료는 원칙적으로 발병요인이 존재할 경우 찾아 없애는 것이 중요하며 항원을 피하고, 급성 증상이 있을 때마다 항히스타민제, 혈관 수축제, 냉압법, 스테로이드제를 적절히 사용한다.

여성은 화장한 상태에서 증상이 자꾸 발생한다면 화장품에 원인이 있으므로 한 가지씩 바꾸어가면서 원인 물질을 찾아보는 것이 좋다.

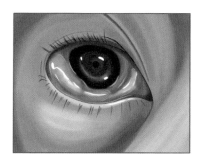

[알레르기성 결막염]

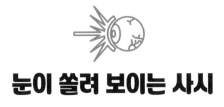

눈이 쏠려 보이는 사시

눈이 평행하지 않고 쏠려 보이는 사시는 두 눈이 안으로 몰려있는 내사시와 밖으로 향한 외사시가 있다. 그 외에 드물게 회전 사시, 상하로 편위된 수직 사시 등이 있다. 이중에서 내사시와 외사시의 빈도가 가장 높은데 최근에는 어린아이 때 일찍 발견하여 치료하기에 성인까지 가는 경우가 없다. 하지만 성인들 중에는 아직도 사시로 고민하는 사람이 많이 있다.

내사시

내사시는 유아기에 한쪽 눈의 시력이 상실된 경우와 백내장, 시신경 질환 등 복잡한 신경학적 이상이 있을 때 발생하며 어느 정도 유전성이 있다. 사시는 치료 시기가 무척 중요한데 내사시의 경우 나이가 2~3세나 그보다 어리더라도 발견 즉시 수술하는 것이 원칙이다. 반면에 외사시는 그보다 약간 늦은 7~9세까지 관찰하다가 수술할 수 있다. 내사시를 그토록 일찍 수술하는 이유는 앞으로의 시력 발달에 큰 영향을 미치기 때문이다.

가성 사시

가성 사시는 아기의 눈이 혹시 사시가 아닌가 걱정하면서 안과를 방문하게 되는 많은 경우 중의 하나다.

가성 사시는 콧잔등이 낮고 흰자위가 가려져 눈동자의 하얀 점인 불빛을 포함한 까만 눈동자가 정면으로 향해 있지만 눈이 몰려 보인다.

대부분의 아기들은 아직 눈과 눈 사이의 코뼈가 오뚝하지 않기 때문에 눈 안쪽의 피부가 양쪽 눈의 안쪽 흰자위(결막)를 많이 덮어 검은자위(동공)만 안으로 몰려있는 듯한 착각을 일으킨다.

　가성 사시는 아기의 나이가 들어감에 따라 콧날이 오뚝해지고, 눈 안쪽의 피부가 들어 올려져 안쪽 흰자위를 가렸던 것이 사라지면서 정상 상태로 돌아오며 이 증상은 서양인보다는 아기 때 상대적으로 콧잔등이 낮은 동양인의 경우에 더 심해 보인다.

　그러나 주의할 사항으로 가성 사시의 확진은 경험 있는 안과 전문의만이 가능하며, 진성 내사시나 잠복성 사시의 가능성도 많으므로 병원에서 한 번은 검사를 받아야 한다. 또한 아기의 시력이 심한 원시라도 이런 비슷한 증상이 보이므로 정밀 굴절 검사가 필요하다.

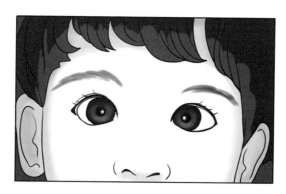

[가성 사시]

외사시

내사시와는 달리 외사시는 출생 시에는 드물다가 성장에 따라 그 발생 빈도가 증가한다. 증상은 눈의 방향이 정상보다 밖으로 향하는 것이며 한쪽 눈에만 국한된 경우도 있고, 양쪽 눈이 다 외측을 향하는 심한 경우도 있다. 이중 증상이 경미하고 가장 흔한 간헐성 외사시는 정상과 진상 외사시의 중간 단계로, 외사시의 증상이 가끔씩만 나타난다.

간헐성 외사시는 시력이 나쁜 것이 가장 큰 원인이 되는 경우가 많다. 사람의 시력은 양쪽 눈이 똑같이 정상적으로 좋아야 두 눈으로 한 물체나 대상을 바라볼 때 평행하게 방향이 맞는데, 한쪽 눈의 시력이 나쁜 경우 뇌에서는 그쪽의 눈에서 오는 정보가 흐릿하기 때문에 그 눈의 사용을 억제해 버려 시력의 발달이 점점 저하된다. 시력이 점점 없어지는 그 눈은 방향을 잃고 바깥쪽으로 편위 되어 외사시가 된다.

그러므로 한쪽 시력이 나쁜 어린이가 외사시 증상을 보인다면 그 원인이 시력에 있는 것이므로 사시의 치료와 함께 그 눈의 시력을 높이기 위한 방법을 총동원하여 약시와 사시를 동시에 치료해야 한다.

증상은 밝은 햇빛에 나갔을 때, 몽상에 잠기거나 심한 질병을 앓고 있는 때, 시력에 문제가 있는 경우에 심하게 나타난다. 이때 둘로 보이는 증상(복시)을 피하기 위해 밝은 곳에만 나가면 무의식적으로 한쪽 눈을 찡그리는 것을 볼 수도 있다.

가능한 빨리 수술해야 하는 내사시와는 달리 간헐성 외사시는 정확한 교정 시력의 안경을 착용하는 것이 가장 먼저 해야 할 일이다. 그런 후 눈을 모으는 연습을 많이 할수록 외사시의 정도가 줄어들 수 있기 때문에 2권의 트레이닝에 나와 있는 '매직아이' 입체그림을 자주 보면서 눈 운동을 한다.

그래도 진행된 간헐성 외사시의 수술 기준은 눈이 밖으로 돌아나가 있는 시간이 전체 깨어있는 시간의 40% 이상 되고, 각도가 워낙 심하고 눈의 피로가 극심하며, 외관상 심하게 안 좋고 비수술적 방법으로는 교정을 기대하기가 힘들기 때문에 수술을 시행한다.

모든 종류의 사시에 해당되는 사항으로서 사시와 시력은 불가분의 관계다. 시력이 좋지 않은 상태에서는 수술을 아무리 여러 번 시행해도 결과가 좋지 않으며, 또한 수술 후에도 시력 교정에 신경을 잘 쓰지 않는 경우에는 사시의 잦은 재발 등 안 좋은 결과를 초래한다. 그러므로 정상 시력 유지를 위해서는 환자와 부모, 의사의 노력과 정성이 절대적으로 필요하다.

외사시에 효과적인 눈 운동, 매직아이

우리가 어떤 물체를 볼 때는 물체와 두 눈 사이의 각도를 통해 뇌가 원근을 구분하여 멀리 있는 물체와 가까이 있는 물체를 구분할 수 있다. 또한 두 눈이 같은 사물을 볼 때도 실제로 오른쪽과 왼쪽 눈에서 보이는 상에는 차이가 있는데, 뇌에서는 양 눈의 영상에 조금이라도 차이가 나면 그 미묘한 차이를 인식해서 거리와 입체감을 감지한다.

그래서 그 원리를 이용해서 평면에 있는 그림이라도 좌우 눈에 보이는 영상에 미묘하게 차이가 나면 불완전하나마 입체감을 얻을 수 있다. 매직아이는 눈의 근육을 풀어주어 유연하게 해 주기 때문에 눈의 피로를 회복하고 뇌를 활성화하는 데도 도움이 된다.

그리고 매직아이를 보는 원리가 양 눈을 교차시켜주는 것이기 때문에 간헐성 외사시에서 눈을 모아주는 훈련을 하는데 아주 도움이 된다. 단 내사시가 있는 환자는 이것을 보아서는 안 된다.

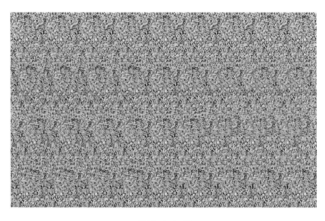

[매직아이]

일상생활에서
주의해야 할 눈 질환

● 각막 화상

특별히 공업용 배터리액이나 염산 등 위험한 화학 물질들을 다루는 직업이 아니라면 각막의 화학적 손상이 일어날 가능성을 걱정하지 않아도 되지만, 일상생활에서 주의하여야 할 것은 바로 염소성 소독제인 락스다. 만약 락스가 눈에 튀었을 때에는 즉시 집에 있는 모든 식염수나 인공눈물을 눈에 대량으로 넣고 씻으면서 응급실로 가야만 한다. 다행히도 가정용 락스로는 실명이 일어나는 경우는 거의 없지만 공업용 화학 약품으로 눈을 못 쓰게 되는 사례는 아직도 매우 많이 일어난다.

●자외선 각막염

자외선 각막염은 강한 자외선에 의해 각막에 화상을 입는 것을 말한다. 산이나 바다, 스키장에서 선글라스 없이 강한 자외선을 직접 쐬었을 때, 보안경 없이 용접을 하는 경우에 흔히 발생한다. 증상은 눈에 모래가 들어있는 것 같은 이물감과 눈물, 통증이다. 경미한 각막염의 경우 시간이 지나면 낫지만 대개 심한 통증이 동반되므로 안과에서 치료를 받는 것이 좋다.

● 결막 결석

눈에 돌이 생기는 질환이다. 신장, 담낭이 아닌 눈에도 돌이 생기는 질환이 실제로 있다. 이를 결막 결석이라고 하는데 여러 개가 있어도 잘 느끼지 못하는 사람도 있고, 한 개만 있어도 이물감을 심하게 느끼는 사람도 있다. 결막 결석은 통계적으로 젊은 여성에게 자주 발생하며, 이전에 렌즈를 낀 경험과는 상관이 없으나 대체적으로 결석이 있다면 콘택트렌즈를 착용할 때 많은 애로사

항이 있으며, 염증도 훨씬 잘 발생한다. 무엇보다 치료가 필요하며 몇 차례에 걸친 결석 제거술 후 조심스럽게 여러 종류의 렌즈를 착용해보는 것이 좋다. 하지만 도저히 렌즈 착용이 힘들다면 라섹 수술의 여부도 신중히 생각해 볼만하다.

● 안검경련증

많은 사람들이 눈꼬리가 파르르 떨리거나 툭툭 튀는 듯한 경련을 보이는 증상을 경험해 보셨으리라. 눈꺼풀이 떨리는 안검경련증은 시력을 방해해 수술을 해야만 하는 중증 질환부터 가만히 두어도 아무 상관없는 질환까지 5개의 병명으로 구분되며, 우리가 흔히 접하는 질환의 정식 명칭은 '눈꺼풀 섬유성 근간대경련'이라고 한다.

증상은 가끔 발생하며 심하게는 몇 시간 동안 지속되기도 하는데, 유발 인자로는 피로, 카페인, 니코틴 그리고 불안 등이 있다. 특별한 치료는 필요 없으며 스트레스를 피하고 휴식을 취하면서 커피, 녹차, 초콜릿 등 자극성 물질을 멀리하면 증상이 사라지기에 걱정할 필요는 없다.

● 야맹증

거의 모든 사람들이 야맹증과 야간 시력 저하를 헷갈려 한다고 해도 과언이 아니다. 진짜 야맹증은 망막의 유전성 질환으로 인해 결국 실명하는 무서운 질환이다. 정식 명칭은 '망막색소 상피변성증'이며, 망막의 시신경 세포 중 흑백 및 명암을 구별하는 간상 세포의 수가 점차 줄어드는 질환으로, 결국에는 모든 시세포에 장애를 일으킨다.

증상은 병의 초기에 야맹증이 나타나기 시작하여 점차 주변부가 좁아 보이는 시야의 협착이 진행되며 결국 실명을 하게 된다. 야간 시력이 특히 저하되므로 야간 운전 등 어두운 곳에서의 활동에 주의한다. 아직 확실한 치료법이 나와 있지 않지만 시력의 교정을 정확히 해주고, 시력이 떨어질 경우 여러 가지 편리한 시력 보조 기구들을 사용하여 일상생활에서의 불편을 덜어주어야 한다.

● 안구돌출증

눈이 튀어나와 보이는 안구돌출증의 원인은 다양하다. 급성 염증성 질환, 피가 고이는 질환, 눈물길의 염증 및 양성, 악성 종양 시에도 발생할 수 있다. 가장 흔한 질환 중 하나는 갑상선 기능 항진증에 의한 안구돌출이다. 이 돌출은 급격하게 또는 서서히 나타나는데 눈꺼풀의 이상, 눈 운동 이상, 안구건조증, 시신경 장애, 녹내장 등도 합병증으로 나타날 수 있으므로 정확한 진단, 치료와 함께 필요하면 수술을 시행하는 수도 있다.

● **눈물길이 막힌다**

눈물이 나가는 길이 막혀서 눈에 눈물이 고이는 질환은 신생아나 노인, 누구에게나 생길 수 있다. 아기의 경우에는 외부로부터의 병균 침입에 저항력이 약하므로 이런 증상이 생겼을 경우에는 적절한 약물 투여 및 치료가 필요하다. 누도관이 있는 부분 즉, 아래 눈꺼풀 안쪽에서 코의 중간에 이르는 부위(안경 코걸이 닿는 부분)를 자주 마사지 해주는 것이 좋다. 노인의 경우에 눈물길이 막히면 얇은 철사로 뚫어주는 것부터 시작해서 볼펜 스프링 같은 것을 넣어서 길을 넓혀주는 스텐트 삽입, 코 내시경을 이용한 수술 등이 필요할 수 있다.

● **편두통**

편두통은 한쪽 머리만 아픈 것이다. 그런데 일반적인 두통은 머리 전체가 아픈 것이고 한쪽만 아픈 것을 편두통이라고 생각하는데, 사실 편두통이 아니다. 편두통 환자의 절반 이상은 여성이며 대부분 가족력이 있고 어린이에게서도 나타날 수 있다.

편두통 환자의 10%에서는 두통 발작이 일어나기 전 전구 증상이 나타난다. 이것을 '아우라'라고 하는데, 두통이 나타나기 전 수초에서 수십 분전에 눈앞에 섬광이나 지그재그선, 일시적 시력 상실 등의 증상과 이상한 기분이 드는 그런 특이한 전구 증상이다.

통증은 주로 이마, 관자놀이, 귀, 턱, 눈 부위고 얼굴 한쪽에 주로 나타나지만 때로는 한쪽에서 시작되어 반대편까지도 아플 수 있다. 이 두통과 함께 구역질, 구토, 식욕감퇴, 설사 및 빛이나 소음에 대한 예민성, 발열 등의 증상도 나타나기도 한다.

치료는 편두통에만 사용되는 전문 치료제를 사용하는데 특히 전구 증상이 나타날 때 복용하면 대단히 효과적이다. 안과적인 측면에서는 아픈 눈의 통증을 편두통으로 오해를 받는 수도 있다. 반대로 편두통의 증상이 눈에만 한정적으로 나타나 편두통의 진단을 놓치는 경우도 있기 때문에 안과와 신경과 의사의 긴밀한 협조가 필요하기도 하다.

●VDT 증후군

필자 자신에게도 컴퓨터는 떼어놓을 수 없는 분신과도 같다. 편리한 컴퓨터의 이면에는 건강을 해치는 나쁜 점도 있다. VDT 증후군(Visual Display Terminal Syndrome)은 컴퓨터 단말기에서 발생되는 자외선, 전자파와 강하게 번쩍거리는 빛 때문에 생기는 것으로, 장시간 동안 컴퓨터 단말기를 주시하는 직업에 종사하는 사람들에게서 많이 발생한다. 게다가 모니터를 오래 쳐다볼 때 눈 깜박임의 횟수가 줄어서 눈이 더 건조해지며, 실내 공기, 조명, 작업대의 각도 등이 영향을 미친다.

증상은 눈의 충혈, 경미한 두통으로부터 시작해서 안구의 통증, 어깨가 결리며 손목의 통증, 심신피로로 이어진다. 초기증상이 나타나면 생활습관에 주의가 필요하며 6개월~일 년 정도 경과하면 만성화되어 머리가 빠지는 탈모 현상, 시력 감퇴, 소화불량, 만성피로, 감기 증세, 여성은 생리불순 등의 증상까지 나타나는 경우도 있다.

이에 대한 대책으로는 눈의 피로 완화 즉 한 시간동안 가까운 거리에 집중했을 경우 5~10분 정도 먼 곳을 바라보아 눈의 조절 근육의 긴장을 완화해주는 것이 필요하다. 또한 알맞은 작업 조명,

청결한 실내 공기 및 온도와 습도 유지, 목에 피로가 가지 않는 모니터의 알맞은 높이, 각도, 반사각 등을 잘 정하여 쾌적한 환경을 조성하는 것이 좋다. 안과 외적으로는 장시간 앉아서 작업하는 것에 대한 문제점이 검토되고 있으며 임신과의 상관 관계 및 WHO에서도 이 문제에 대한 체계적인 대비책을 마련하고 있다.

👁 컴퓨터 사용 시 지켜야 할 수칙

① 눈의 높이는 화면 중앙보다 15~20cm 높게 한다.

② 모니터는 뒤쪽으로 5도 기울인다.

③ 모니터와 눈의 거리는 40cm 이상으로 유지한다.

④ 눈을 자주 깜박여 건조를 방지한다.

⑤ 작업 중 자주 6미터 이상의 먼 곳을 바라보아 눈 근육의 긴장을 풀어 준다.(최소 1시간 간격으로)

⑥ 필요 이상으로 모니터 해상도를 높이지 않는다.

⑦ 온도는 상온, 습도는 40% 이상이 좋으며 특히 겨울철에는 실내 습도 유지가 더욱 중요하다.

⑧ 밝은 조명을 유지한다.(500럭스 이상)

⑨ 이상이 있으면 전문의와 상담한다.

● 비문증

눈앞에 뭐가 떠다니는 증상인 비문증(날파리증)은 이름 그대로 눈앞에 벌레 같은 것이 날아다니는 듯한 증상을 말한다. 이것은 노화 현상의 일종으로, 눈의 용적 대부분을 차지하는 유리체는 맑은 액체로서 젤리 같은데 이곳에 부분적으로 혼탁이 발생하여 빛이 통과하다가 망막 위에 그림자를 만들어서 자각적으로는 까만 점, 실 모양으로 느끼며 특히 하늘이나 밝은 면을 쳐다보면 더 잘 나타난다.

유리체는 유동적이기 때문에 눈앞에 올챙이, 파리 같은 그림자 모양으로 나타났다가 혼자서 다른 곳으로 천천히 이동하기도 하며, 처음에는 한두 개에서 점차로 숫자가 늘어나기도 한다. 비문증 자체는 대개 시력의 장애를 나타내지는 않지만 예민한 사람에게는 자각적으로 큰 불편을 초래하기도 하므로 시일이 경과하여 혼탁이 엷어지거나 적응이 될 때까지 심리적인 안정을 취하는 것이 좋다.

비문증 자체로는 동반된 질환이 없는 한 수술하지 않는 것이 원칙이지만 안내 출혈이나 포도막염 등 눈 안의 질환으로 인해 발생했을 때에는 즉시 치료를 요한다. 그러므로 이런 증상이 심한 분들은 밝은 곳에서 흰색 종이를 눈앞에 대고 그 숫자나 범위를 체크해 보고 그 물체의 개수나 크기가 짧은 시간 내에 급격하게 변화할 때는 즉시 안과에서 망막까지 포함한 진찰을 요한다.

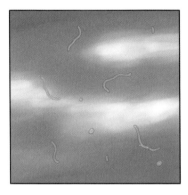

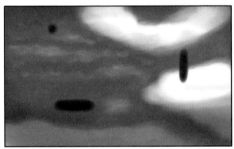

[비문증]

"눈은 몸의 상태를 드러내는 거울과 같다"

— 의학의 아버지, 히포크라테스

Chapter 03

눈에 대해
잘못 알고 있다

눈에 문제 증상이 나타날 때만 안과에 간다 ❌

아무런 증상도 병도 없는데 병원에 갈 필요는 없다. 배고프지 않다면 군이 식사를 할 필요가 없는 것처럼 말이다. 그렇다면 정말로 배고프지 않다고 하루 종일 먹지 않아도 될까?

필요 없는 음식을 억지로 먹을 필요는 없지만 몸에 꼭 필요한 영양소를 섭취해야 인간은 일상생활을 무리 없이 살 수가 있다. 그래서 적절한 양의 식사는 필요하다.

눈의 경우도 마찬가지다. 충혈이나 눈곱, 통증, 시력 저하 등의 증상이 나타나면 당연히 병원을 찾겠지만 그렇지 않더라도 눈 검사의 골든타임은 존재한다. 시력검사의 시기를 놓쳐서 약시가 되거나 아무런 증상 없는 녹내장을 지나친다면 정말 큰일 날 수도 있기 때문이다.

👁 꼭 알아두어야 할 눈 검진 시기

- 3살부터 첫 시력검사를 한다.(1년에 1번씩)
- 20살 이상부터는 2~3년에 한 번씩 검진한다.
- 40살 이상부터는 1년에 한 번씩 녹내장을 비롯한 검진을 반드시 받아야 한다.

한여름의 직사광선에서 발산되는
자외선만이 유해하다 ◉

자외선은 어떤 경우라도 눈에 많이 해롭다. 파장 380nm 이하의 자외선은 UV-A, UV-B, UV-C로 분류되는데 이 중 UV-A는 각막과 수정체, 유리체를 쉽게 통과하고 눈의 맨 뒤 망막까지 도달하여 각종 망막 질환을 비롯한 백내장, 각막 질환까지 유발한다. UV-B는 각막을 통과하지 않고 곧바로 그곳에서 흡수되어 각막 화상을 일으키고 조직이 손상되어 영구적인 실명을 일으키기도 한다.

이토록 눈에 유해한 자외선은 가능한 한 막아야 한다. 그 중 가장 효과적인 방법은 역시 자외선 차단이 잘 되는 선글라스를 착용하는 것이다.

그런데 자외선은 여름에만 강한 것이 아니고, 하늘이 드높게 푸르른 겨울에도 무척 강하기 때문에 조심해야 한다. 특히 스키장 등 설원에서는 흰색 눈에 반사된 자외선으로 인해 두 배나 더 위험할 수 있다. 겨울에 생기는 '설맹'이라는 질환이 있을 정도로 겨울철 스키장 등의 설원에서는 반드시 눈 보호에 주의해야 한다.

물론 여름과 겨울 뿐만이 아니라 봄, 가을의 야외 활동을 할 때도 직사광선이나 낚시할 때 수면에 반사되는 자외선도 주의해야 한다.

눈을 찡그리면
시력이 나빠진다 ❌

우리는 잘 보이지 않을 때 눈을 찡그린다. 실제로 눈을 찡그리면 흐리던 초점이 잘 맞아 안보이던 것이 잘 보이기도 한다. 이것은 '바늘 구멍 사진기'라는 장난감의 원리로 빛이 좁은 구멍을 통과할 때 광학적으로 마치 렌즈를 통과한 것 같은 현상을 일으키기 때문이다. 사람의 눈도 마찬가지로 작은 구멍을 앞에 놓고 보면 그런 현상이 일어남을 확인할 수 있다.

근시를 가진 사람이 안경이 없을 때 무의식적으로 눈을 찡그리는데, 그렇게 하면 눈꺼풀의 사이가 가늘게 떠지기 때문에 좁은 구멍이나 틈으로 보는 효과로 초점이 잘 맞기 때문이다. 그래서 이 원리를 알고 있는 사람들은 안경이 없을 때 주먹으로 작은 구멍을 만들어 들여다보기도 한다.

한 때 '시력 회복 안경'이라며 판매되던 안경 역시 '바늘 구멍 효과'를 이용한 것으로, 실제로 구멍을 통해서 보면 낮은 도수의 근시를 가지고 있더라도 안경 없이 점이 맞아 보인다.

그러나 이 안경을 오래 착용하면 눈의 근시 도수 즉, 마이너스 시력이 좋아져서 정상 시력으로 돌아온다는 주장은 전혀 근거 없는 것이다. 오히려 흐리고 어둡게 보이는 이런 종류의 안경을 착용하는 것은 도리어 눈에 좋지 않다.

결론적으로 눈을 찡그리면 시력이 나빠지는 것이 아니라 사물을 볼 때 눈을 찡그리는 사람들은 이미 시력이 나쁜 경우가 많다. (부동시(짝눈)의 경우에도 같은 증상이 일어난다.)

혹시 사물을 볼 때 눈을 찡그린다면 당장 시력검사를 받아보기를 권한다.

가까이서 TV를 시청하면
시력이 나빠진다 ⊙ & ✖

가까이서 TV를 보거나 게임기를 오래 하면 시력이 나빠진다는 말은 오랜 기간 동안 논란의 대상이며 지금도 여전히 그렇다. 근시는 기본적으로 유전적 영향에 좌우되는 경우가 많아서 원래부터 타고난 근시 도수가 성인이 될 때까지 진행하는 것이 일반적이다. 즉 초점을 맞추는 도수가 안구길이의 성장과 맞지 않아 안구가 성장하며 길어질수록 도수도 증가하는 것이다. 그래서 이러한 성장 과정을 음식이나 안경 등 다른 요인이 막거나 가속시킬 수는 없다. 즉 안경 도수는 거의 타고나는 것이고 근시가 심한 집안에 안경 쓰는 사람들이 많은 이유기도 하다. 그런데 근거리 작업이라고 해 봤자 책과 TV가 전부였던 과거와는 달리 현대 사회에서는 그것보다 훨씬 가까운 거리에서 작은 화면에 나타나는 아주 작은 글씨를 보면서 대부분의 시간을 보낸다.

작은 글씨를 최단거리에서 연속으로 보는 시대가 왔다. 컴퓨터와 시력의 관계처럼 TV, 스마트폰과 시력의 관계도 같다고 볼 수 있다. 여러 연구에 따르면 근거리 작업은 근시 진행의 위험인자로 알려져 있다. 그래서 TV를 볼 때는 반드시 밝은 조명 아래에서 바른 자세로 앉아 TV와 눈 사이의 적당한 거리를 유지하는 것이 좋다. 오랫동안 반복되고 지속되는 근거리 작업으로 인한 눈의 피로는 초점을 맞추는 눈의 근육과 수정체의 탄력에 좋지 않은 영향을 준다. 그래서 눈을 정기적으로 쉬게 하는 것이 중요하다.

한편으로는 가까운 거리에서 볼 이유가 없는 TV를 가까이서 본다는 것 자체가 시력에 이상이 있다는 것을 의미하는 것으로 볼 수 있다. 또한 TV 화면의 깜박임은 눈에 좋지 않기 때문에 절대로 가까운 위치에서 TV 시청은 하지 않는 것이 좋다. TV를 가까이서 본다면 안과 검진을 받아보기를 권한다.

사시는 치료할 수 없다 ✖

정말로 심각한 선천성 신경계 기형으로 인한 사시는 수술로도 치료를 못하는 경우가 있다. 이는 눈 자체만의 문제뿐만 아니라 다른 문제가 동반되어 있기에 수술이 가능하더라도 시력이 돌아오지 않고 다시 사시로 돌아가거나 경우에 따라서는 더 심해지기도 한다.

그러나 아주 드문 경우를 제외하고는 대부분의 사시는 수술 및 적절한 시력 교정으로 치료가 가능하다.

과거에는 사시 치료시기를 놓쳐서 어린아이의 사시가 성인 사시로 발전하여 사시를 가진 사람들을 종종 볼 수 있었다. 하지만 지금은 어린아이나 성인할 것 없이 찾아보기가 힘들 정도로 사시로 고생하는 사람들이 거의 없다.

사시는 시력과 나눌 수 없는 관계이고, 조기에 발견하여 생후 48개월이라도 전신마취 후 수술을 해야 하는 사시로부터 수술하지 않고 중학교나 성인이 될 때까지 시력을 교정하면서 경과를 관찰하는 사시까지 그 종류가 다양하다. 그래서 정해진 눈 검사 시기에 맞추어 안과에서 정기적으로 진찰을 받는 것이 중요하다.

전자레인지 작동을 들여다보면
눈이 나빠진다 ❌

한 때 '전자레인지 괴담'이라는 것이 유행한 적이 있었다. 뇌 조직을 파괴시키고 호르몬을 교란시키며, 전자레인지에 데운 물로 커피를 마시면 사람이 서서히 죽는다거나 식물도 죽고 물 분자 구조를 변형시켜서 암을 유발한다 등등 수도 없이 많았다.

이 '전자레인지 괴담'은 전부 다 꾸며낸 거짓말이다. 실제로 전자레인지에 데운 물로 식물을 키워서 잘 자라는 것을 확인한 사례도 있다.

전자레인지의 마이크로파는 물 분자를 흔들 수는 있다. 하지만 원자와 원자 사이의 결합은 전자레인지가 아닌 축구장보다 몇 배 큰 사이클로트론으로도 떼어놓기 힘들다. 실제로 전자레인지의 힘은 생각보다 강하지 않다. 오히려 냉동고기 같은 식재료는 전자레인지에 먼저 돌려서 흘러나오는 즙을 버려 발암 물질의 가능성을 가지고 있는 불순물을 제거하는데 도움이 되기도 한다. 그러므로 모든 종류의 전자레인지 괴담은 믿지 마시길.

하지만 그렇다고 해서 전자레인지에서 나오는 전자파, 마이크로파를 직접 사람에게 쐬어도 좋다는 뜻은 아니다. 그래서 1955년에 미국에서는 전자레인지를 상용화 할 때 전자기파를 엄격하게 차폐하는 기능을 갖추도록 하였고 전면 유리에 금속 망사를 넣어서 전자기파는 밖으로 나오지 못하게 했다.

그렇다고 전자레인지 유리에 눈을 가까이 대고 오랫동안 쳐다보는 것을 권장하지는 않는다. 그저 일상생활의 수준을 유지하면 된다. 지난 70년간 전 세계에서 전자레인지로 인한 문제가 없었다는 것은 이미 그 반증이다 하겠다.

안경을 착용하면
근시가 더 빨리 진행된다 ✖

근시는 초점을 맞추기 위해 오목렌즈로 교정해야 하는 눈의 굴절 이상이다. 청소년기에는 신체의 성장과 더불어 안구의 크기도 증가하는데, 우리나라와 같은 아시아인의 경우 굴절을 담당하는 수정체와 각막의 굴절력이 안구의 길이 성장을 채 따라주지 못하는 경우가 많아 서양인들보다 민족적으로 근시가 더 많다.

근시는 5~6세 혹은 초등학교 때 나타나기 시작하여 키의 성장과 함께 안구의 길이도 길어지면서 오목렌즈가 필요한 근시의 진행이 같이 일어난다. 그러다가 성장이 멈추는 20대 초반 이후에는 근시의 진행도 함께 멈추면서 시력의 변화가 더 이상 일어나지 않는 것이다.

근시 초기에는 안구의 길이와 도수의 오차 폭이 작아서 안경 도수도 낮은 것부터 시작한다. 그래서 '안경을 써도 잘 보이고 안 써도 잘 보였는데, 안경을 쓰기 시작했더니 점점 눈이 나빠져서 몇 년 후에는 높은 도수의 안경을 쓰게 되었다'고 잘못 생각하는데 전혀 사실이 아니다.

성장과 함께 근시의 진행이 빨라지고, 눈의 도수도 점점 마이너스(근시)로 진행되기에 오히려 안경이 그 변화를 따라가는 것이다. 즉 안경을 착용해서 근시가 진행되거나 더 빨리 진행되는 것이 아니라 성장기에 근시가 점점 심해지기 때문에 거기에 맞춰 안경 도수를 함께 높여주는 것이다.

참고로 근시가 있는 성인들이 안경을 쓰지 않고 지내면 무척 불편할 수는 있지만 그렇다고 해서 눈이 더 나빠지지는 않는다. 하지만 시신경이 자라는 시기의 학생들이 안경을 쓰지 않으면 모든 사물이 흐릿하게만 보이고, 시신경의 발달이 일어나지 않기에 나중에 영구적인 약시가 될 수 있으므로 절대 주의해야 한다.

컴퓨터를 오래 사용하면
시력이 나빠진다 ⊗

한 때 컴퓨터 모니터에서 나오는 전지기파를 차단하여 눈을 보호한다는 제품이 유행을 한 적이 있다. 결론부터 말하자면 컴퓨터와 시력은 아무런 상관이 없다.

그런데 진료 중에 그렇게 이야기하면 10명 중의 9명 이상이 매우 의아한 표정으로 쳐다본다.

안과 전문의 : "혹시 성인이 된 후 지난 5~7년간 근시가 진행이 되어서 안경 도수를 계속 바꾸셨나요?"

환자 : "아니오. 그런 것은 아니지만 조금씩 나빠지는 것 같고 해가 갈수록 눈이 피로해요."

안과 전문의 : "바로 그거예요. 직장생활하면서 하루 10시간 넘게 컴퓨터를 보실 텐데, 안경 도수를 바꿀 만큼 눈이 나빠진 것은 아니고 피로하신 거예요"

성인이 되어서도 근시는 조금씩 진행될 수 있다. 하지만 조금만 더 생각해보면 그렇지 않기도 하다. 즉 컴퓨터, 스마트폰을 끼고 살아서 근시 도수가 나빠지는 것이 아니라 눈의 피로가 가중되는 것이다.

물론 지나치게 극단적인 나쁜 작업 환경에서는 강요된 근시의 진행이 어느 정도 일어날 수 있다. 그래서 일반적인 수칙인 독서와 컴퓨터는 50분에 10분씩, 스마트폰의 경우에는 10분에 1분씩 먼 거리를 쳐다보고 주변을 밝게 해주는 것이 눈을 건강하게 지키는 가장 좋은 방법이다.

시력이 떨어지면
반드시 안경을 착용해야 한다 ◉

내과 전문의가 가장 흔히 듣는 이야기 중의 하나가 '혈압약, 당뇨약은 한 번 먹으면 평생 계속해서 먹어야 한다'는 것이다. 똑같은 상황이 안과에도 있다. 시력이 떨어져서 안경을 착용해야 하는 시기가 온 아이의 보호자에게 듣는 말로, '안경은 한 번 쓰면 평생 써야 한다는데, 안과 전문의들은 왜 하나같이 안경을 쓰라고 하는지 모르겠다'는 말이다.

하지만 근시는 치료가 가능한 것이 아니고 시간이 지난다고 저절로 정상으로 돌아오는 것은 더더욱 아니다. 그리고 안경을 쓴다고 해서 눈 안의 근시가 없어지거나 안경이 필요 없게 되는 것도 아니다.

시력이 떨어졌을 경우에는 누구든지 예외 없이 안경을 착용해서 1.0의 정상 시력을 만들어주는 것이 중요하다. 안경을 쓰지 않아도 일상생활이 가능한 0.7 정도의 시력을 가진 성인이라면 사실 항상 안경을 착용할 의무는 없다. 하지만 그만큼 흐리게 생활하는 것이므로 별로 권장할 만한 일은 아니다.

앞에서도 잠깐 언급했지만 14세 이전의 어린아이들은 근시가 있을 때 안경을 쓰지 않으면 시신경의 발달이 제대로 일어나지 않아 나중에 영구적인 약시가 될 수 있다. 그래서 꼭 안경을 착용해서 1.0의 시력을 유지해주어야 한다.

단, 시력이 떨어진 이유가 근시, 난시 등의 이유가 아닌 다른 눈의 질환 때문이라면 지체 없이 그 질환을 치료해야 하는 것은 두말 할 나위가 없다.

눈 영양제는 시력 향상에
도움이 된다 ⭕ & ❌

시중에 나와 있는 눈 영양제는 우리에게 가장 오래되고 친숙한 '토비콤'과 요즘 유행인 '루테인' 등을 비롯해 수를 헤아릴 수 없이 많다. 믿을만한 회사에서 나온 눈 영양제는 최소한 눈에 나쁜 영양을 주지 않으며 눈에 도움이 되는 성분과 효능을 많이 가지고 있다.

그러나 근시와 난시 등 안경을 써야 교정되는 굴절 이상은 어떤 눈 영양제로도 안경을 벗게 만들지는 못한다. 그렇다 하더라도 근시가 진행된다는 것 자체가 자라나는 아이의 나이라는 뜻이므로 성장기에 필요한 눈 영양소를 보충하는 것은 전반적인 눈의 건강과 피로회복에 있어서 매우 필요하다.

안토시아닌, 루테인, 지아잔틴, 아스타잔틴 등 눈에 좋은 성분의 종류는 많으며 각 성분의 특성에 따라 눈의 부위에 작용하는 기전과 효과가 다르다.

예를 들어 성인의 몸에서 합성되지 않아 외부에서 꼭 섭취하여야 하는 루테인은 망막이 좋지 않은 노인들에게 큰 효과를 나타낸다. 아스타잔틴 같은 항노화 성분은 직장생활에 시달리는 젊은 층에게 필요한 성분이다. 눈과 눈 영양소에 대해서는 2권에서 다루게 될 것이므로 기대해도 좋다.

안약을 넣으면 눈이 맑아진다 ◉

눈이 건강하려면 눈물이 필요한데 우리가 몰랐던 눈물의 비밀에 대해 알아보자.

	눈과 눈꺼풀 사이의 윤활유다.
눈물은	눈에 영양을 공급한다.
	눈을 잘 보이게 하는 렌즈 역할을 한다.

●눈물은 눈과 눈꺼풀 사이의 어떤 역할을 할까? 그리고 윤활유는 어떤 의미인가?

자동차 앞 유리에 얼룩이 묻으면 와이퍼로 닦아내는 것처럼 눈꺼풀은 눈 표면과 각막을 닦아주는 와이퍼 역할을 한다. 이때 눈물은 눈꺼풀이 부드럽게 눈을 닦아내도록 만드는 윤활유 역할을 한다. 그리고 투명한 각막은 생존에 필요한 산소를 노출된 공기에서 대부분 공급받는다. 만약 눈물이 없다면 각막은 즉시 못쓰게 되고 실명하게 된다.

●눈에 영양을 공급한다는 눈물에 어떤 영양이 있는가?

우리 몸은 혈관에서 여러 가지 영양 공급을 받는데 검은 동자로 불리는 각막에는 혈관이 없다. 혈관이 없는 각막을 먹여 살리는 것이 바로 눈물과 공기 중의 산소다. 눈물에는 여러 가지 단백질 성분이 있어서 눈에 영양을 공급한다. 그리고 공기 중의 산소는 눈물에 녹아서 눈에 흡수된다.

● 눈물은 눈을 잘 보이게 하는 렌즈 역할을 한다?

불투명한 간유리에 물을 뿌리거나 셀로판 테이프를 붙이면 투명하게 되는 현상을 다들 본 적이 있을 것이다. 각막이 불투명한 것은 아니지만 눈물 없이 건조한 표면은 투명성을 잃는다. 그래서 안구건조증으로 눈 표면에 눈물이 부족하거나 혹은 끈적끈적하고 비정상적인 성분이 섞인 눈물이 있으면 투명성이 떨어지거나 불량한 렌즈를 통해 사물을 보게 되므로 시력이 떨어지기도 한다.

어두운 조명 아래 독서를 하면
시력이 나빠진다 ◉ & ❌

독서나 작업을 할 때 여러 가지 좋지 않은 상황이 지속되면 눈에 피로를 야기할 수 있다. 하지만 그것만으로 근시가 되는 것은 아니다. 물론 너무 나쁜 조명 환경 아래서 근거리 작업을 많이 하면 근시의 진행을 촉진한다는 연구가 일부에서 발표되기도 했다. 그러므로 눈의 건강상 그런 환경은 피하는 것이 좋다.

그러나 야간 운전 시 상대방 차량 불빛 정도는 눈의 밝기 자동 조절 범위에 들어가기 때문에 눈이 손상되지는 않는다. 또한 어두운 조명 아래에서 과도하게 책을 읽는 것은 눈에 심한 피로를 주기는 하지만 이것만으로 근시가 일어나는 것은 아니다.

그러나 반복되는 이런 상황은 장기적으로 볼 때 초점 근육의 긴장이 누적되어 가성 근시는 물론 근시의 발달 가능성도 염두에 두고 주의하는 것이 좋다. 또한 스마트폰도 너무 어두운 곳이나 특히 자기 전 어두운 침실에서 보는 것은 여러 가지 안 좋은 일이 발생할 수 있으므로 피하는 것이 좋다.

👁 독서에 알맞은 조도

1000 럭스	사전, 제도 등의 작은 글자의 독서, 미세 정밀 작업
500 럭스	장시간 독서, 또는 노안의 돋보기 착용 후 독서
300 럭스	보통의 독서
200 럭스	큰 문자나 단시간의 독서

렌즈가 눈 뒤로 넘어간다 ❌

저 역시도 라섹 수술을 받기 전 의과대학생 시절에 콘택트렌즈를 사용해 본 적이 있다. 그런데 렌즈를 사용하는 초기에 렌즈를 몇 번 잃어버린 적이 있다. 그 중 한 번은 눈이 건조해서 렌즈가 반으로 접혀서 눈꺼풀 안쪽으로 숨어버린 것을 안과 전문의 선배님께서 빼 준적도 있다.

물론 이는 굉장히 드문 경우다. 그러나 렌즈가 눈에 접혀 들어갔다고 병원에 오는 환자의 95% 이상은 렌즈를 이미 분실한 상태고,

렌즈와 손의 마찰로 생긴 미세한 눈의 상처로 생긴 이물감으로 인해 렌즈가 남아 있는 것으로 착각하는 것이다.

눈의 안쪽으로 더 들어가면 안구의 뒷부분에 도달할 수 있다고 생각하는 경우가 있는데 절대 불가능하다. 눈꺼풀과 안구는 위아래 부분에서 결막에 의해 결막낭이라는 주머니 형태로 존재하고 눈 뒤쪽으로는 절대 연결될 수 없는 구조로 되어 있다. 절대 걱정하지 마시길.

그리고 콘택트렌즈가 아니더라도 눈에 이물이 들어갔을 경우에는 저절로 빠지거나 그대로 남아있는 경우뿐이다. 눈을 비빈다고 해결되는 일이 아니기에 눈을 비벼서 상처와 염증을 일으키지 말고, 흐르는 물이나 인공눈물을 많이 넣으면서 안과를 방문할 것을 추천한다.

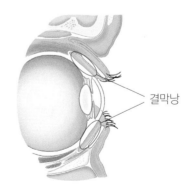

결막낭

라식 수술을 받으면
노안이 빨리 온다 ✕

노안은 젊을 때의 탄력 있는 수정체가 나이가 들면서 탄력을 잃고 초점 근육이 약화되어 가까운 곳의 초점이 안 맞아 작은 글씨가 안 보이는 증상이다. 애석하게도 누구든지 예외 없이 노안을 맞게 되며 신기하게도 45세 전후에서 1~2년의 오차를 두고 모두 노안에 들어간다.

그렇지만 개개인의 눈 상태에 따라 노안이 오는 시기를 다르게 느끼는데, 시력이 1.0인 정상 도수의 분들은 45세에 거의 정확하게 느낀다.

원래 원시가 있는 분들은 그보다 훨씬 전인 30대 후반에도 작은 글씨를 보기 힘들어 한다. 그런데 근시가 있는 분들은 근시 안경을 벗거나 눈 위로 젖히면 그 자체로 돋보기를 쓴 효과를 보기에 ((−) − (−) = (+)) 노안이 왔다는 사실을 모르거나 실감하지 못한다.

라식 · 라섹 수술 자체가 우리나라에서는 근시 교정을 위한 수술이기 때문에 노안이 온 45세 이후의 근시 환자들은 라식 수술 후 작은 글씨가 잘 안 보이는 사실을 이해하지 못하는 경우가 대부분이다. 그래서 '나는 노안이 없었는데 라식 수술 후 노안이 생겼다'고 생각하기도 한다.

그래서 시력 교정 수술 클리닉에서는 40대 이후 노안이 발생하는 시기의 환자들을 상담할 때 매우 시간을 들여 설명하며 이를 이해하지 못하는 사람들에게는 수술을 권하지 않는다.

라식·라섹 수술을 하면 평생 인공눈물을 사용한다 ✖

일반적으로는 수술 후 회복 기간 동안 각막의 감각 때문에 일부에서는 잠시 안구가 건조함을 느끼는데, 많이 불편한 경우 인공눈물을 사용한다. 하지만 보통 6개월 이후에는 수술 전 상태로 회복되므로 안구건조증이 생기다는 것은 잘못된 말이다.

오히려 안구건조증이 심한 사람은 시력 교정 수술을 받을 수 없다. 다만 현대인의 생활습관상 수술 후 회복이 됐더라도 도심의 매연과 미세먼지 때문에 안구건조증이 발생하고, 그로 인해 지속적으로 인공눈물을 사용하는 경우가 많아 오해를 사는 것이다. 반대로 오랜 기간 렌즈 착용으로 인한 심한 안구건조증이 라식 수술 후 렌즈가 더 이상 필요 없어지면서 인공눈물이 필요 없어진 환자들의 경우가 훨씬 많기도 하다. 만약 라식 · 라섹 수술 후에 없던 안구건조증이 발생하는 것이라면 안과 전문의들이 수술 전에 이 사실에 대해 매우 깊게 설명하고 동의를 얻었을 것이다.

렌즈를 오래 착용하면
라식 수술이 불가능하다 ✕

　렌즈를 오래 착용하면 안구건조증이 생기거나 각막이 얇아져 시력 교정 수술이 불가능하다는 속설이 있다. 하지만 전혀 잘못된 정보다. 실제로 각막 두께는 선천적인 것으로 렌즈 착용과는 관련이 없다. 다만 렌즈를 오래 착용하면 각막 모양이 다소 변형되어 있을 수 있다. 그래서 수술 전 소프트렌즈는 4~7일, 하드렌즈는 10~14일 정도 착용을 중단하여 정상적인 각막의 모양으로 돌아오고 난 후 수술을 위한 검사를 추천한다.

안과 전문의는
라식 수술을 받지 않는다 ❌

안과 전문의는 라식 수술을 받지 않는다는 괴소문이 있다. 하지만 안과 전문의가 라식 수술을 받지 않는 이유는 '중이 제 머리 못 깎는다'는 속담처럼 정작 본인 눈 수술을 받을 시간이나 여건이 잘 형성되지 못하기 때문이다.

라식 수술에 정통한 안과 전문의일수록 '제대로 된 병원에서 수술을 받는다면 안전사고의 위험이나 수술 후 부작용이 거의 없다'는 것을 가장 잘 알고 있다. 시력 교정 수술을 받은 안과 전문의들은 환자에게 보다 구체적이고 직접적인 설명이 가능하다. 그뿐만 아니라 안과 전문의들도 안경을 쓰기 싫어하기에 라섹 수술을 받는 안과 전문의들은 갈수록 늘고 있다.

참고로 저는 20년 전인 1998년 국내 안과 전문의 중 최초로 직접 라식 수술을 받은 것으로 유명(?)해져서 신문에 여러 번 난 적이 있다.

충혈된 눈에는 무조건
안약을 넣어야 한다 ⊙ & ⊗

눈이 충혈 되는 원인은 심한 피로 외에 염증, 이물, 건조 등으로 인한 충혈이 많다. 그래서 충혈 원인을 찾고 근본적인 치료를 하는 것이 먼저지 충혈을 없애는 안약을 마음대로 구입하여 사용하는 것은 바람직하지 않다. 만약 그 안약에 혈관수축제나 스테로이드 성분이 포함되어 있다면 심각한 결과를 초래할 위험이 많다. 그리고 충혈 원인이 없는데도 충혈이 잘 되는 사람들은 눈의 흰자위에 건강한 실핏줄이 많아서 생기는 것이므로 특별한 질환을 동반하지 않는다면 안약을 사용하지 않는 것이 좋다.

마이너스 시력도 존재한다 ❌

안과의 한 부분인 광학에서 마이너스(-)는 음수가 아니라 오목 렌즈의 도수를 뜻한다. 근시 교정을 위하여 오목렌즈를 사용하고 그 렌즈의 도수를 '마이너스 디옵터'로 표현하는데, -1 디옵터보 다 -4 디옵터가 더 높고 -6 디옵터가 그보다 더 높은 것은 사실 이다.

하지만 -2 디옵터의 근시는 시력표상으로 볼 때 약 0.3~0.4 정 도이고 -3 디옵터는 0.1 정도의 시력이다. 그보다 더 나쁜 시력은

0.05, 0.01로 표현하기 때문에 마이너스 시력은 없다.

그래서 마이너스 도수가 0.1보다 나쁘다는 뜻이 아니므로 '나는 시력이 마이너스야. 이젠 방법이 없어' 라고 생각하며 실망하지 않기를 바란다.

당근과 결명자는
시력에 좋다 ⊙ & ❌

눈에 좋은 식품을 꼽으라면 누구든지 당근을 제일 먼저 떠올린다. 실제로 당근에는 비타민 A와 함께 베타카로틴 성분이 포함되어 있어 항산화 작용까지 같이 얻을 수가 있어 일석이조의 효과를 얻는다. 비타민 A가 부족하면 야맹증이 생긴다는 것도 이제는 국민 상식이 되었다.

한 편 결명자는 그 이름 자체에 '눈을 밝게 해주는 씨앗'이라는 뜻이 담겨 있을 정도로 눈에 좋다고 전해져 내려온다. 실제로 결명자에도 비타민 A와 베타카로틴이 다량 함유되어 있어서 눈의 피로를 풀어주고 건조증, 충혈을 완화시켜주는 효과를 보인다고 많은 사람들이 믿고 있다.

이 두 가지 식품에 눈에 좋은 성분이 다량 함유된 것이 사실이지만, 이것으로 시력이 좋아져서 안경을 쓰던 사람이 더 이상 안경을 쓰지 않아도 될 만큼의 효과를 볼 수는 없다. 눈의 건강은 챙기되 시력은 따로 검사하고 관리해야 한다.

시력은 노화로만 나빠진다 ✖

　노화 때문에 생기는 눈 질환으로는 노안 외에도 백내장, 녹내장, 황반변성, 당뇨망막병증 등이 있다. 노안을 제외한 다른 질환들은 상당히 진행될 때까지 별다른 증상이 없다. 하지만 적절한 시기에 치료를 하지 않으면 전부 실명을 초래하는 질환들이기 때문에 조기 검진과 진단이 대단히 중요하다.

　노화가 시력을 나빠지게 하는 가장 큰 원인임에는 별다른 이견이 없다. 하지만 젊은 나이에도 눈은 얼마든지 나빠질 수 있으며 여기에는 근시, 원시, 난시나 신체적인 질병, 스트레스로 인한 눈 질환들이 포함된다.

건강은 건강할 때 지키는 것이 가장 좋은 일이다. 그래서 정해진 시기에 정확한 검진을 받고, 눈에 좋지 않은 생활습관들을 피하며 눈 건강에 도움이 되는 영양소를 정확이 알고 섭취하는 것도 100세 시대의 눈 건강에 중요한 일이다.

값싼 선글라스가
눈을 망친다 ◎

옷이 천의 재질과 브랜드에 따라 가격이 천차만별인 것처럼 선글라스도 마찬가지다. 대낮에 선글라스를 착용해야 하는 이유는 패션의 목적도 있지만 강한 자외선을 차단하는 것이 중요하기 때문이다.

선글라스는 특히 렌즈가 중요하다. CR-39라는 고급 재질의 렌즈를 사용한 선글라스도 있지만, 길거리 표라 불리는 저가형 선글라스는 대부분 아크릴 재질의 렌즈를 사용한다.

CR-39 렌즈는 일반 안경에서도 사용하는 렌즈라서 믿을 만하지만, 아크릴 재질은 왜곡이 잘되고 여름에 차 안에서 착용할 경우 뜨거운 열을 받으면 렌즈가 비틀리고 갈라질 수도 있다. 그래서 저렴한 제품은 피하는 것이 좋다.

우리의 눈을 보호하기 위해서는 렌즈의 특성이 광학적으로 균일해야 하며 색상 농도가 같고 왜곡이 없어야 한다. 그렇지 않은 불량품이라면 눈의 피로가 가중되고 속이 메스꺼우며 두통을 일으키는가 하면 심지어는 시력 이상을 초래할 수도 있다.

그리고 렌즈의 코팅이 고급일수록 좋지만 선글라스에서는 코팅이 고민할 거리는 아니다. 또한 안경테가 금속이라면 도금의 품질이 우수하고 균일한지, 플라스틱이라면 사출 마무리가 잘 되어 있는지를 확인하는 것이 필요하다.

선글라스는
진할수록 좋다 ❌

햇빛은 우리 일상생활에서 없어서는 안 되지만 강한 직사광선은 눈에 보이지 않고 인체에 해로운 자외선을 포함하고 있다. 그래서 눈이 직사광선에 장시간 노출되면 각막에 염증을 일으키거나 백내장 등의 질병을 유발할 수도 있다.

따라서 선글라스는 모양 이전에 반드시 갖추어야 하는 조건으로 최소한 태양 광선을 60% 정도까지 흡수해야 하고, 눈에 해로운 자외선을 100% 차단하는 기능이 있어야 한다.

선글라스의 색도 용도에 따라 선택할 필요가 있다. 운전 시에는 짧은 파장으로 인해 빛이 산란되어 원거리 시야에 방해가 되는 청색 계열의 색을 걸러주는 갈색 계통의 선글라스가 좋다. 여름의 백사장이나 겨울의 스키장에서는 강한 직사광선과 반사광선을 효율적으로 차단하고 완벽한 자외선 차단이 가능한 녹색, 회색 계열의 선글라스가 알맞다. 또한 밝은 곳에서 시력이 떨어지는 어르신은 전반적으로 빛의 밝기를 균일하게 떨어뜨려 주는 회색 계열이 좋다. 최근에는 낚시를 많이 즐기는 사람들의 눈을 보호하기 위해 수면의 반사광선만 선택적으로 차단하는 편광 필터 기능을 가진 선글라스나 주위 빛의 밝기에 따라 안경의 색 농도가 변하는 고기능 선글라스도 나오고 있다.

마지막으로 선글라스는 색깔이 짙을수록 눈에 들어오는 자외선 차단이 잘 되어서 좋다고 생각하기 쉬운데, 오히려 색이 너무 짙으면 앞이 어두워서 동공이 커지고 그로 인해 자외선을 받아들이는 양이 늘어나서 좋지 않다. 선글라스의 색깔 농도는 75% 정도가 가장 적당하다. 선글라스도 유효기간이 있다. 그래서 선글라스는 자신의 얼굴 모양에 잘 맞는 걸 선택하고, 효과적인 자외선 차단을 위해서 렌즈는 2년 마다 바꿔주는 것도 좋다.

인공눈물을 자주 넣어 주면
눈 건강에 도움이 된다 ◉

물론이다. 눈물이 부족하면 눈이 쉽게 피로해지고 여러 가지 질환에 걸릴 수 있기 때문에 눈물이 부족하다면 자주 넣어주어야 한다. 눈물 약을 너무 많이 넣는 것에 대해 걱정을 하기도 하는데, 심한 남용이 아닌 하루 6~10회 이하라면 문제가 없으므로 염려하지 않아도 좋다.

안약은 많이
넣어줄수록 좋다 ❌

안약은 잘못 사용하면 오히려 독이 될 수 있다. 눈이 불편하다고 시중에서 쉽게 구할 수 있는 안약을 임의로 사용하는 것은 자칫 위험할 수도 있다. 반드시 눈이 불편한 원인을 먼저 찾고 사용하는 것이 중요하다.

또한 처방된 횟수 이상으로 과도하게 사용하는 것 역시 눈에 악영향을 미칠 수 있다. 안약에 들어있는 보존제 성분은 안구건조증과 같은 질환을 발생시킬 수 있기 때문이다.

반대로 보존제가 들어있지 않은 안약은 세균이 증식할 수 있기 때문에 오래 사용해서는 안 된다. 그리고 스테로이드 성분이 포함된 안약을 지속적으로 사용할 경우 녹내장 같은 합병증을 유발하여 실제 실명한 사례도 있기에 반드시 의사의 처방에 따라 사용해야 한다.

병원에서 처방받는 인공눈물과
처방 없이 사는 인공눈물은 다르다 ◎

우리나라에서는 모든 약이 처방 없이 구입할 수 있는 일반의약품과 의사의 처방이 필요한 전문의약품으로 나뉘어 있다. 인공눈물도 마찬가지다. 병원에서 처방으로 구입한 인공눈물에는 대표적으로 눈의 상처 치유와 건강 유지에 도움이 되는 히알루론산 성분이 들어있고, 증상에 따라 그 농도도 여러 종류로 나뉘어져 있다. 그래서 전문의의 진료 후 증상에 적절한 눈물약을 처방받아 사용하는 것이 가장 좋다.

물을 많이 마시는 게 안구건조증의 눈물 생성에 도움이 된다 ◎

신체와 마찬가지로 우리의 눈도 생활습관과 환경의 요인을 많이 받는다. 탈수가 되면 몸이 힘들어지듯이 적절한 수분섭취는 눈에도 중요하다. 특히 건조한 겨울에 실내의 습도를 50~60%로 맞추는 것이 매우 중요하다.

눈 건강 외에도 원래 물을 많이 마시는 것은 건강에 좋으며 하루 5리터를 넘지 않는다면 나쁘지 않다. 감기에 걸렸을 때도 물을 많이 마시자.

노안이 갑자기 좋아졌다 ✖

노안으로 고생하다가 갑자기 가까운 곳이 잘 보이게 되었다며 건강을 회복했다고 좋아하는 경우가 있다. 분명히 시력은 가까운 곳이 잘 보이게 변화한 것이 사실이다. 어떻게 해서 이런 일이 가능할 수 있을까?

백내장을 앓고 있는 사람에게서 가끔 나타나는 경우다. 수정체가 굳어져서 두꺼워지고 밀도가 높아지면서 굴절률이 변해 기존의 초점이 변하게 되고 안경 도수도 바꾸어야 하는데, 우연치 않게 모든 상황이 잘 맞아서 잘 보이게 된 것이다.

그렇다고 이 상황을 좋아하고만 있으면 안 된다. 백내장의 진행으로 일시적으로 그런 것이기에 시간이 흐르면 이전보다 더욱 더 안보여서 수술이 필요해진다. 그래서 노안 증상이 갑자기 나아졌다는 느낌이 들 때에는 안과에서 정밀검사를 받아보는 것이 좋다.

눈이 먹는 건강

펴낸날 초판 1쇄 2018년 11월 30일

지은이 임상진, 차민욱

펴낸이 강진수
편집인 김은숙
디자인 강현미

요리 어시스트 정정우, 변영준
사진 헬로스튜디오 조은선 실장(www.sthello.com)
그림 이양흠

인쇄 (주)우진코니티

펴낸곳 (주)북스고 | **출판등록** 제2017-000136호 2017년 11월 23일
주소 서울시 중구 퇴계로 253(충무로 5가) 삼오빌딩 705호
전화 (02) 6403-0042 | **팩스** (02) 6499-1053

ISBN 979-11-89612-06-1 13510

이 도서의 국립중앙도서관 출판예정도서목록(CIP)은 서지정보유통지원시스템 홈페이지(http://seoji.nl.go.kr)와
국가자료공동목록시스템(http://www.nl.go.kr/kolisnet)에서 이용하실 수 있습니다.(CIP제어번호: CIP2018037108)

책 출간을 원하시는 분은 이메일 booksgo@naver.com로 간단한 개요와 취지, 연락처 등을 보내주세요.
Booksgo는 건강하고 행복한 삶을 위한 가치 있는 콘텐츠를 만듭니다.

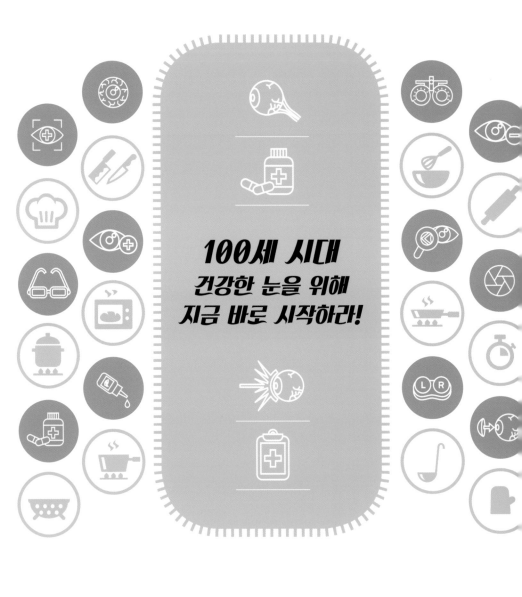

100세 시대
건강한 눈을 위해
지금 바로 시작하라!

eye 건강해 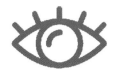 eye 행복해

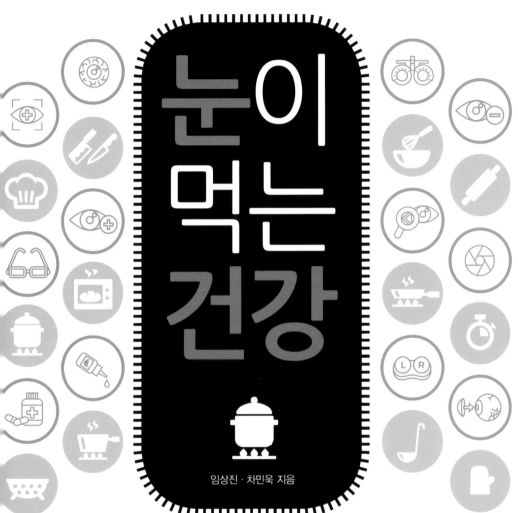

눈이 먹는 건강

임상진 · 차민욱 지음

건강한 눈을 위한 30일 트레이닝
차민욱 한식연구가가 소개하는
눈에 좋은 요리 50가지!

Booksgo

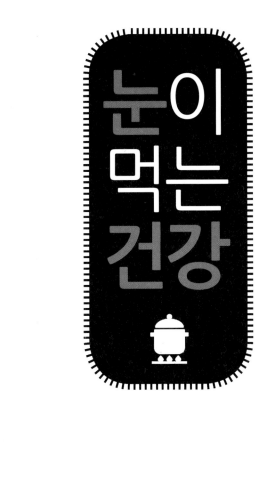

| 저자 소개 |

닥터셰프 **임상진**

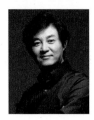

'닥터셰프'라는 독특한 소개처럼 한식, 중식, 일식, 양식 4종의 국가공인 조리사 자격증을 보유하고 국내외 요리대회에서 대상을 수상하는 등 다수의 수상 경력을 가진 요리하는 의사. 맛과 영양을 고려한 새로운 시각의 요리를 선보이며 눈 건강을 위한 먹거리 연구에도 많은 노력을 하고 있다. 환자의 마음을 알아야 올바른 치료가 가능하다는 생각으로 국내 최초로 라식 수술을 받은 안과 전문의로도 유명하다. 또한 안과 전문의들이 수술 받는 안과병원으로 유명한 압구정 SL안과 시력교정센터 원장이자 의학박사. 고려대학교 의과대학 외래 정교수로 있으며 대한안과의사회 부회장을 역임했다.

한식연구가 **차민욱**

우리 음식, '한식'에 대한 자부심과 미래를 제시하며 독보적인 두각을 보이는 한식 셰프계의 아이돌이다. '한식의 진정한 세계화'라는 슬로건으로 한식이 세계로 나아가기 전에 국내에서부터 재정립되어야 한다는 생각으로 사료를 기반으로 둔 믿을 수 있는 한식을 국내외에 알리고자 밤낮으로 고민하고 노력하였다. 국가대표팀의 일원으로 식생활문화연구소의 수석 연구원으로, 대학교수로, 오너 셰프로, 다방면으로 한식을 알리기 위해 활동하는 한식연구가다.

eye 건강해 eye 행복해

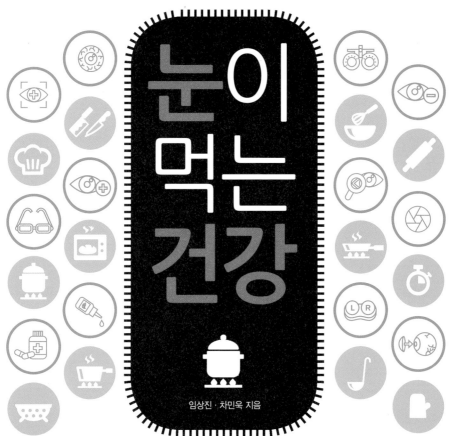

눈이 먹는 건강

임상진 · 차민욱 지음

Booksgo

눈으로 보고, 눈으로 배우고, 눈으로 드시기를

'맛'에 포인트를 두고 만들어지는 '레시피'에 '건강'이 들어가면 영양소의 효능을 덧붙이는 것에서 끝나는 것이 아니다. 눈 건강에 도움이 되지 않는, 먹어서는 안 될 식재료를 제외하는 과정과 조리하며 없어질 수 있는 영양소의 손실 부분을 고려하여야 한다. 또한 식재료 각각의 영양소와 궁합은 물론 요리의 '맛'을 생각하고 '가치'까지 고민하여야 비로소 하나의 완벽한 균형을 맞춘 요리가 나온다. 다시 말하자면 정말 많은 시간과 공을 들여야 완성할 수 있는 일이었기에 처음에 제안을 받고 덜컥 '겁'을 먹었고 주춤할 수밖에 없었던 것이 사실이다.

기존에 집필을 계획 중이던 내 요리책은 맛있게, 멋지게, 아름답게 만든 음식 위주의 구성이었고, 그 책이 나왔을 때 요리사로서의 브랜딩과

커리어의 업그레이드, 승승장구할 미래 등을 기대하고 있었다. 하지만 내가 낸 책을 읽는 '독자'가 결여된, 나를 위한 '껍데기'만 있는 집필 방향성이었다는 것을 깨닫게 된 순간, 이 책을 먼저 써야 되겠다는 결심을 할 수밖에 없었다.

이 책은, 오롯이 독자를 위해 만들었다.

눈 건강에 대한 고민이 있으신 분들, 눈이 좋지 않아 고생이신 분들, 내 주위 사람의 미래를 위해 건강을 챙기길 원하시는 분들, 모두 눈과 관련된 걱정과 기대 속에서 이 책은 읽힐 것이고 사용될 것이다.

백내장 수술을 받으신 우리 할머니를 위해, 할머니를 모시고 계신 작은 어머니를 위해, 고3 수험생을 둔 막내 고모를 위해, 선물되고 집에서, 주방에서 끊임없이 펼쳐지기를 바란다.

이 책을 집필하는 내내 안과의학계의 '명의' 우리 형 임상진 선생님과 동고동락하며, 열띤 토론과 논쟁 속에 '눈 건강'을 향한 합일점을 찾아가던 시간들이 주마등처럼 스쳐 지나간다.

눈 의학에서 빠질 수 없는 '임상진'과 한식 그 자체인 요리사 '차민욱'이 함께하였기에, 한식의 정수인 의식동원(醫食同源), 약식동원(藥食同源)처럼 '먹는 음식이 곧 몸에 이로운 약이 된다.'는 극의를 실현한 책이라 감히 이야기하고 싶다.

눈으로 보고, 눈으로 배우고, 눈으로 드시기를 권한다.

한식연구가 차민욱

목차

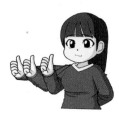

Chapter 02 | 건강한 눈을 위한 맛있는 식탁 50

건강한 눈을 위한 맛있는 요리 { 채소, 곡류 }

건강한 눈을 위한 맛있는 요리 { 생선, 해산물 }

건강한 눈을 위한 맛있는 요리 { 닭고기, 돼지고기, 소고기 }

건강한 눈을 위한 맛있는 요리 { 과일, 견과류 }

Chapter 01

건강한 눈을 만드는 트레이닝 30

하루 2분으로
20년 젊은 눈 만들기

다음의 운동을 두 번씩 아침 저녁으로 반복하면 근거리 시력을 관장하는 눈 초점 근육의 탄력을 키울 수 있다.

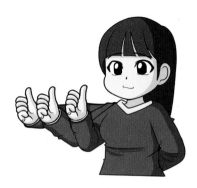

① 엄지손가락을 들고 팔을 멀리 뻗는다.(성인의 눈에서 팔 길이는 대개 60~70cm 정도다.)

② 두 눈으로 엄지손가락에 정확하게 초점을 맞추고 10초간 응시한다.

③ 그 후 손가락을 눈 쪽으로 천천히 가까이 오게 팔을 당긴다. 그러다가 어느 지점에서 초점이 흐려지는 위치가 나온다.

④ 그 위치에서 손을 멈추고 다시 10초간 눈에 최대한 힘을 주고 초점을 맞추려는 노력을 한다.

⑤ 그리고 눈을 쉬어주기 위해 다시 팔을 길게 뻗고 손가락을 쳐다본다.

⑥ 이 운동을 3회 반복한 후 5미터 이상 먼 거리의 벽이나 창문 밖을 1분간 쳐다보고 눈을 쉬어준다.

만 원 한 장으로
테스트 할 수 있는 눈의 나이

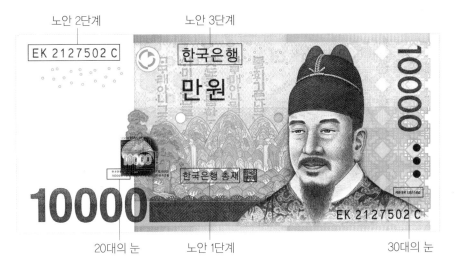

노안 2단계   노안 3단계

EK 2127502 C

20대의 눈   노안 1단계   30대의 눈

① 지폐를 30cm 거리에 놓는다.

② 왼쪽 중간 부분의 은박 아래에 있는 '한국은행 10000'이라는 글씨가 보이면 20대의 눈이다.

③ 세종대왕 어깨 부분의 '세종대왕 1387-1450'이 보이면 30대의 눈이다.

④ 중앙에 위치한 검은 도장 안의 '한국은행 총재'가 보이지 않으면 40~50대의 노안 1단계다.

⑤ 왼쪽 맨 위의 지폐 일련번호가 흐릿하게 보이면 60대의 노안 2단계다.

⑥ 만 원 글씨 위의 '한국은행'이 안 보이면 70대의 노안 3단계다.

주시안 검사하기

대부분의 사람이 오른손잡이, 왼손잡이처럼 주로 사용하는 주도적인 눈 즉,
주시안과 주도적이지 못한 비주시안이 있다.

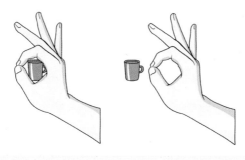

① 컵이나 물병 등 타깃을 두고 두 눈을 뜬 채 손을 둥글게 말아서 타깃을 가운
   데 위치시킨다.

② 왼쪽 눈을 감고 오른쪽 눈만으로 구멍을 통해 물체를 보고, 반대로 오른쪽 눈
   을 감고 왼쪽 눈으로 본다.

③ 두 눈을 뜨고 봤을 때보다 타깃 위치가 달라진 눈이 비주시안이다.

④ 구멍 안에 타깃이 보이는 눈이 주시안이다.

👁 주시안을 찾는 이유

① 노안 치료를 할 때 주시안이 멀리 있는 것을 잘 보도록 해야 한다.

② 어린아이의 경우 부동시나 약시가 우려될 경우 치료 방침을 정하는 데 도
   움이 된다.

트레이닝 04 눈꺼풀 청소하기

눈꺼풀에 있는 노폐물들의 대부분은 기름 성분과 먼지 등과 세균이다. 외출후 집에서 눈꺼풀 청소를 해주면 눈에 생기는 질환을 방지할 수 있다. 특히 여성들은 화장을 하기 때문에 화장을 지운 후에 반드시 눈꺼풀 청소를 해주는 것을 잊지 말자.

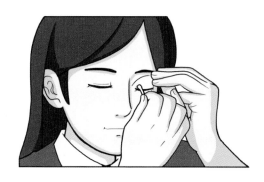

👁 **준비하기 : 면봉, 식염수**

① 지방 성분이 잘 녹아나오도록 양 손의 손바닥을 30초간 세게 비벼 손의 온기로 눈꺼풀을 잠시 찜질한다.

② 소독된 면봉에 방부제가 들어있지 않은 인공누액을 묻혀서 눈꺼풀의 속눈썹라인을 좌우로 닦아주면 면봉에 노란 기름(노폐물)이 묻어나온다

③ 그 후 위 눈꺼풀은 위에서 아래로, 아래 눈꺼풀은 아래서 위로 쓸어내리고 올리듯이 해주면 노폐물의 배출에 도움이 된다.

사진으로 눈 피로 풀기 1

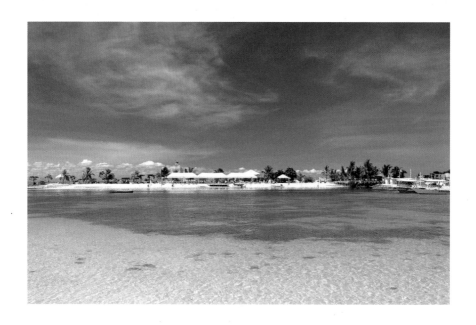

👁️ 5초 동안 이 사진을 바라본다.

그날의 눈 피로는 그날 풀기 1
하루 종일 일한 눈 초점 근육 긴장 풀기

눈에는 세 종류의 근육이 있다. 첫 번째로 눈 속의 근육인데 이것은 가까이 있는 것을 볼 때 수정체의 초점을 조절하는 조절 근육이다. 피로해진 조절 근육을 풀어주는 것은 도구 없이도 할 수가 있다.

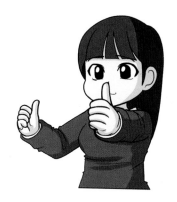

① 오른손의 엄지손가락은 눈 앞 20cm 정도의 거리에 둔다.

② 반대편 팔인 왼손의 엄지는 최대한 팔을 뻗은 60~70cm의 거리에 둔다.

③ 그리고 5미터 이상의 벽을 향한다.

④ 가까운 거리인 오른손 엄지, 중간 거리인 왼손 엄지, 그리고 먼 거리인 벽을 각각 10초씩 쳐다보는 것을 번갈아 3회씩 반복한다.

⑤ 20초 정도 쉬어준 후 위의 운동을 두 번 더 반복하면 눈 초점 근육의 피로가 말끔히 풀린다.

그날의 눈 피로는 그날 풀기 2
눈을 움직여 외안근 피로 풀기

외안근은 눈을 움직여주는 근육으로서 6개가 있다. 이는 각각 안구의 상, 하, 좌, 우, 회전을 담당하게 되는데 이 근육들을 풀어주는 운동을 해보자.

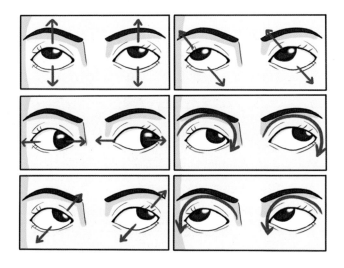

① 얼굴은 정면을 향한 채 고개를 돌리지 않고 두 눈을 최대한 상, 하, 좌, 우 네 방향으로 10초씩 쳐다본다.

② 두 눈을 시계 방향으로 천천히 한 바퀴, 반대 방향으로 한 바퀴 돌려준다.

③ 각각의 과정마다 눈을 꽉 감았다 떴다 하는 동작을 해주면 눈을 감고 뜨게 하는 눈 주변부 근육의 긴장을 같이 풀어줄 수 있다.

그날의 눈 피로는 그날 풀기 3
눈 가위 바위 보

눈을 뜨고 감는 근육과 눈 주변 근육, 얼굴 표정근의 피로를 풀 수 있다. 가위 바위 보는 둘이서 하는 것이지만, 심판이 필요해서 저녁에 온 가족이 모여서 하면 더욱 재미나고 정겹다.

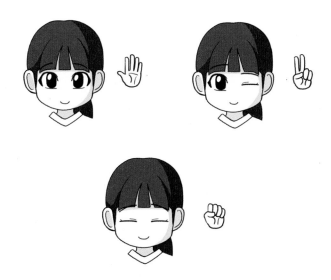

① 가위는 한쪽 눈을 감는 윙크, 바위는 양쪽 눈을 꼭 감기, 보는 양쪽 눈을 번쩍 뜨기로 정하고 가위 바위 보를 한다.

② 여기서 중요한 것은 눈꺼풀과 눈 주위 근육의 운동을 위해 감을 때는 질끈 힘 주어 감고, 뜰 때는 최대한 번쩍 떠주는 것이 포인트!

<table>
<tr><td>트레이닝
09</td><td>눈 주위와 어깨 근육 마사지</td></tr>
</table>

다음의 마사지로 교감 신경의 흥분으로 굳어진 근육들이 풀리면서 눈과 함께 전신의 릴랙스에 도움이 된다.

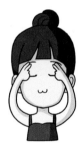 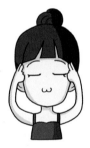 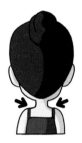

① 눈꺼풀의 위, 아래 부분과 양 눈과 콧대 사이의 눈 안쪽 부분을 손가락으로 아프지 않은 정도로 지그시 누른다.

② 관자놀이, 목 뒷부분의 목 근육, 어깨 근육을 손으로 쥐듯이 마사지한다.

매직아이 1

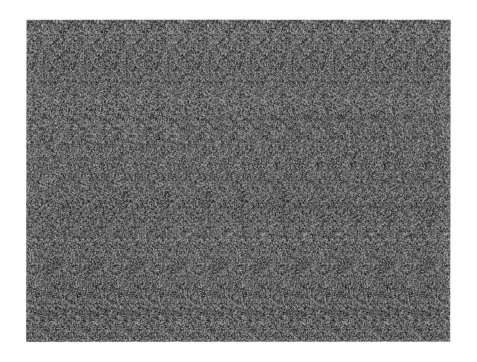

① 그림 안에서 임의 두 점을 선택한다.

② 눈에 힘을 풀고 초점을 흐리면 두 점이 복사된 것처럼 하나씩 더 생긴다. 초
   점을 풀었다 맞췄다 해가며 안쪽 두 점이 가운데서 만나도록 힘쓴다.

③ 두 점이 만난 상태로 초점을 유지하면 입체가 떠오른다. (정답 : EYE)

가정에서 하는 시력검사 1
어린이 시력검사

이 책에서 제공하는 시력표, 눈가리개, 연습용 E자를 오려서 3미터 거리의 벽에 붙이는데 이때 역광을 피하기 위하여 창문의 반대편, 눈높이 위치로 한다. (201, 203쪽의 시력표를 활용하세요)

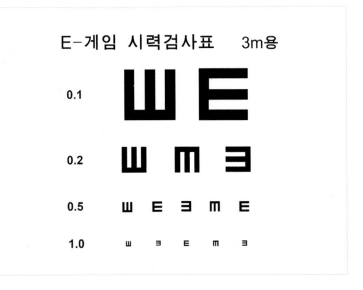

① E-게임은 글을 못 읽는 어린이들을 위하여 어린이용 시력표에 인쇄되어 있는 상하좌우 방향의 E자 모양과 똑같이, 자기가 들고 있는 연습용 E자 카드의 방향을 맞추는 놀이를 하는 것이다. 즉, 엄마가 시력표의 'ㅋ' 모양을 가르쳤다면 어린이도 들고 있는 E자 카드를 'ㅋ' 모양으로 돌리는 것이다. 이것은 E자 카드가 없어도 어린이의 세 손가락을 이용하여 포크 모양을 만들어 가리키는 방향을 바꾸면서 할 수도 있다.

② E-게임이 끝나면 진짜 시력검사로 들어가 벽에 붙인 시력표로부터 3미터 거리에 어린이를 세우고 눈 가리개로 한쪽 눈을 가린다. 이때 어린이들은 장난 삼아 잘 가리지 않거나 실제로 한쪽 눈의 시력이 안 좋은 경우에는 가리개의 옆으로 살짝 보려고 하는 경우가 있다. 그래서 주의하여 검사해야 정확한 검사 결과를 얻을 수 있다.

③ 만 3세~4세의 어린이는 0.5 이상의 시력이 나오면 일단 이상이 없는 것으로 보아도 무방하나 만약 그 이하라면 안과를 방문하여 정밀한 시력검사를 받아보아야 한다.

④ 만 5세 이상의 어린이와 성인의 정상 시력은 1.0 이다.

⑤ 36개월 이하의 어린아이의 시력에 이상이 있는 것으로 판단되면 안과 의사의 진료를 받아보는 것이 좋다.

👁 36개월 이하 어린이의 이상 시력 증상

① 아기의 한쪽 눈을 가리면 심하게 짜증을 부리거나 보챈다.

② 고개를 한쪽 어깨 쪽으로 기울이거나 얼굴을 옆으로 돌려서 본다.

③ 햇빛이나 밝은 곳에 가면 한쪽 눈을 찡그리거나 비빈다.

④ 환한 불빛이나 햇빛을 보면 눈이 부셔 제대로 뜨지 못한다.

⑤ 물건, 책, TV를 가까이서 보려 한다.

⑥ 생후 2개월이 지났는데 한쪽 눈의 시선이나 초점이 똑바르지 않다.

⑦ 생후 3~4개월이 되어도 엄마와 눈을 맞추지 못한다.

⑧ 걸을 때가 되었는데도 걷지 못하고 유난히 잘 넘어진다.

⑨ 눈이 흔들리거나 눈꺼풀이 처져 눈동자가 반 이상 안 보인다.

⑩ 외관상 시선이 바르지 못하다.

⑪ 미숙아, 유전 질환이 있거나 안과 질환의 가족력이 있다.

가정에서 하는 시력검사 2
성인 시력검사

성인의 시력검사 방법은 3미터 거리에서 각각의 눈을 교대로 가리고 시력을 검사한다. 안경을 쓰는 사람은 안경 착용 전의 나안 시력과 착용 후의 교정 시력을 모두 체크하는 것이 좋다. 성인의 교정 시력은 두 눈 모두 1.0 이상이 정상이다.(205, 207쪽의 시력표를 활용하세요.)

시력검사표   3m용

0.2	4	7	3	5
0.4	7	3	5	6	4
0.6	5	2	6	7	3
0.7	6	4	7	3	2
0.8	3	2	4	6	5
0.9	4	7	5	2	3
1.0	2	5	3	6	7
1.2	7	2	5	3	4
1.5	6	7	5	3	2

👁 반드시 알아두어야 할 눈 검진 시기

• 3살부터 첫 시력검사를 해야 한다.(1년에 1번씩)

• 20살 이상부터는 2~3년에 한 번씩 검진한다.

• 40살 이상부터는 1년에 한 번씩 꼭 녹내장을 비롯한 검진을 받아야 한다.

트레이닝 13
허공 응시하기

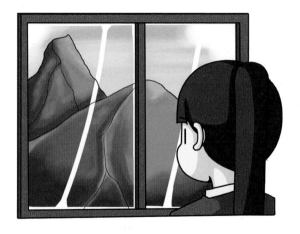

👁 창밖의 먼 산이나 허공을 지그시 1~2분간 바라본다.

사진으로 눈 피로 풀기 2

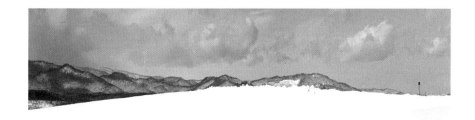

👁️ 5초 동안 이 사진을 바라본다.

눈동자로 알파벳 읽기

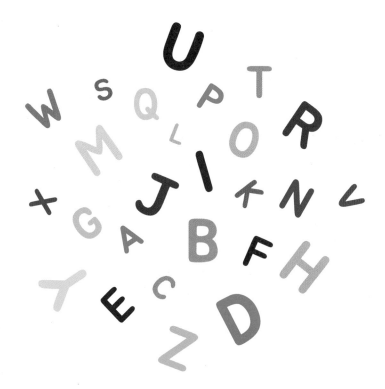

👁 얼굴을 고정한 채 눈동자만 움직여 순서대로 알파벳을 읽자.
무리하지 않는 범위에서 60초 안에 찾는다

시작부터 끝까지 눈으로만 보기

시작

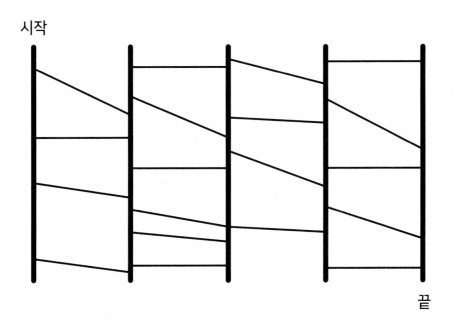

끝

얼굴을 고정한 채 눈동자만 움직여서 '시작'부터 '끝'까지 연결
되는 선을 찾아보자. 정확하게 선을 따라 왕복한다.

눈동자 피로 풀기

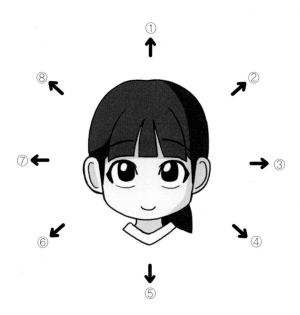

① 얼굴 그림을 정면으로 바라본다.

② 눈동자만 움직여 1번 화살표가 가리키는 방향에 초점을 맞춘 후 1초간 정지
한다.

③ 2~8번 화살표가 가리키는 방향에 각각 1초씩 정지해 초점을 맞춘다.

트레이닝 18 매직아이 2

① 그림 안에서 임의 두 점을 선택한다.

② 눈에 힘을 풀고 초점을 흐리면 두 점이 복사된 것처럼 하나씩 더 생긴다. 초점을 풀었다 맞췄다 해가며 안쪽 두 점이 가운데서 만나도록 힘쓴다.

③ 두 점이 만난 상태로 초점을 유지하면 입체가 떠오른다. [정답 : 행복]

선 따라 눈동자 굴리기

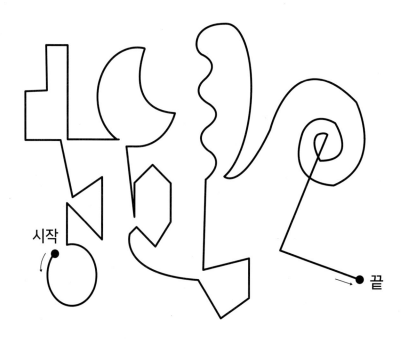

👀 얼굴을 고정한 채 눈동자만 움직여서 '시작'부터 '끝'까지 선을 따라간다. 다시 '끝'에서 '시작'을 향해 거슬러 올라간다. 정확하게 선을 따라 왕복한다.

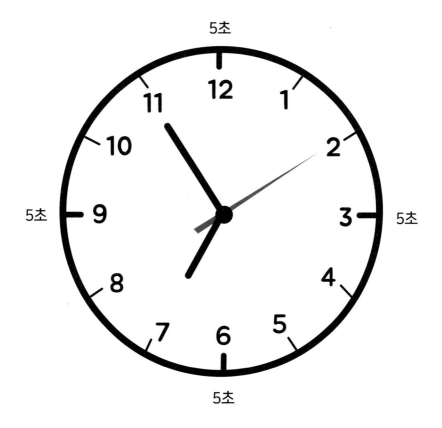

트레이닝 20 시계 보기

👁 얼굴을 고정한 채 눈동자만 움직여 커다란 시계를 본다고 상상
하며 12시, 6시, 3시, 9시를 5초간 바라본다.

눈 깜박이기

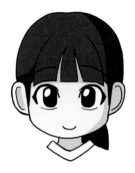 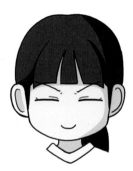

① 정면을 바라본 상태에서 눈을 크게 뜨고 2초간 정지한다.

② 눈에 힘을 주어 꽉 감고 그대로 2초간 정지한다.

③ 이 과정을 3~5회 반복한다.

④ 혈액순환이 활발해지면서 다크서클이 없어진다.

사진으로 눈 피로 풀기 3

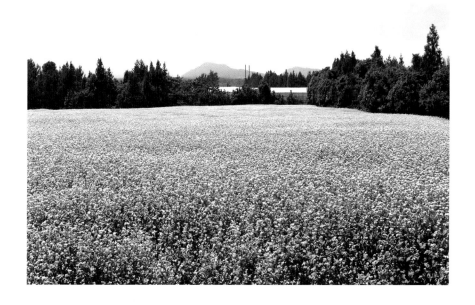

👁️ 5초 동안 이 사진을 바라본다.

한 점에 집중하기

① 얼굴은 고정한 채 손가락이나 펜으로 한 점을 선택하고 집중해서 본다.

② 1회에 3분에서 5분 정도 한다.

③ 점을 볼 때 눈에 힘을 주지 말고 편안한 마음으로 본다.

8자로 눈동자 움직이기

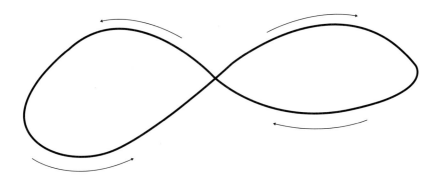

👁 검지로 선을 따라 8자 모양을 천천히 그린다. 얼굴을 고정한 채
검지 끝을 따라 눈동자만 움직인다. 이 과정을 5회 반복한다.
천천히 움직인다.

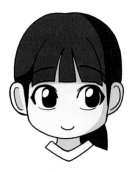
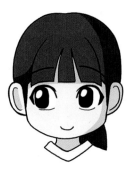

👁 얼굴을 고정한 채 눈은 왼쪽 손끝을 5초, 오른쪽 손끝을 5초간
천천히 째려본다. 같은 동작을 3번씩 반복한다.

트레이닝 26 다른 그림 찾기

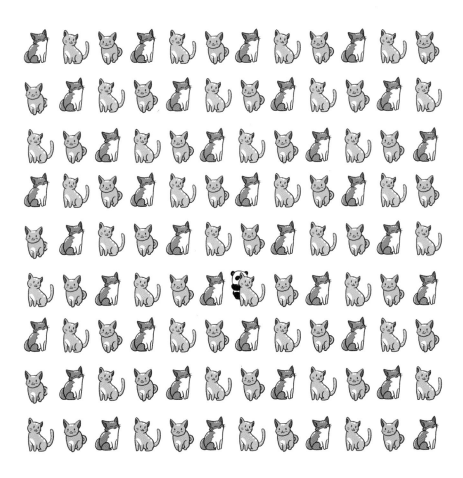

👁 얼굴을 고정한 채 눈동자만 움직여 다른 그림을 찾아보자.

트레이닝 27 매직아이 3

① 그림 안에서 임의 두 점을 선택한다.

② 눈에 힘을 풀고 초점을 흐리면 두 점이 복사된 것처럼 하나씩 더 생긴다. 초점을 풀었다 맞췄다 해가며 안쪽 두 점이 가운데서 만나도록 힘쓴다.

③ 두 점이 만난 상태로 초점을 유지하면 입체가 떠오른다. 정답 : 1004

트레이닝 28 눈 감싸기

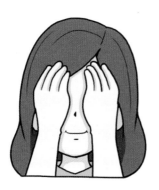 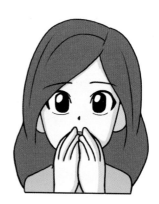

① 양손을 비벼 손바닥을 따뜻하게 만든다.

② 눈은 감고서 눈 전체를 덮는 느낌으로 손바닥을 얹는다.

③ 그대로 10초간 유지한다.

④ 손을 둥글게 오므려 손바닥이 눈꺼풀에 닿지 않게 한다.

사진으로 눈 피로 풀기 4

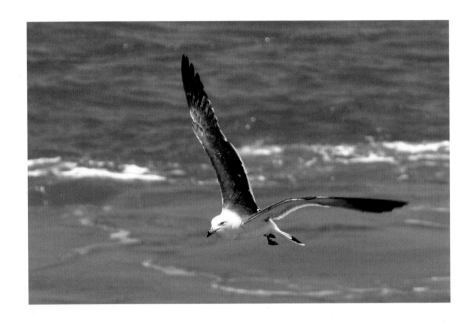

👁 5초 동안 이 사진을 바라본다.

색맹 확인하기

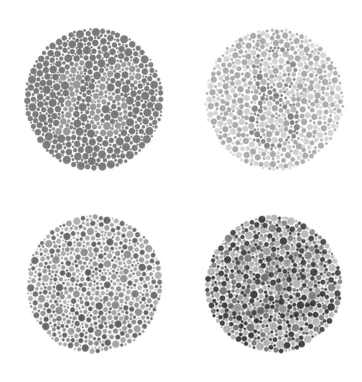

👁 그림에서 보이는 숫자를 말해보자.

Chapter
02

건강한 눈을 위한
맛있는 식탁 50

눈을 지키는 슈퍼 푸드

슈퍼 푸드는 인체 노화 분야의 권위자인 스티븐 프랫 박사가 제창한 단어에서 유래했다. 슈퍼 푸드는 그 용어에 대한 믿음뿐만 아니라 실제로 해당되는 식재료들은 영양학적 가치가 높아 이미 완전식품으로 불리던 것들이기도 하다.

슈퍼 푸드는 열량과 지방함량이 낮고 비타민, 무기질, 항산화 성분 등의 영양소가 풍부하고 면역력을 증가시켜주는 식품들을 의미하며, 미국 타임지가 선정한 세계 10대 슈퍼 푸드에는 귀리,

블루베리, 녹차, 마늘, 토마토, 브로콜리, 아몬드, 적포도주, 시금치, 연어가 있다. 이 슈퍼 푸드에서 가장 중요한 요소는 바로 '항산화'다.

그렇다면 TV를 비롯한 각종 매체에서 매일 접하다시피 하는 이 항산화란 무엇일까?

항산화는 산화를 억제한다는 뜻으로, 세포의 노화 과정과 이를 예방하는 방법을 설명할 때 주로 등장하는 개념이다. 우리 몸 세포의 산화는 세포의 노화를 의미한다.

사람의 호흡을 통해 체내로 들어온 산소는 인체에 필요한 에너지를 만드는 이로운 작용도 하지만, 이 과정에서 몸에 좋지 않은 여분의 산소인 활성 산소가 생성된다. 활성 산소는 체내의 정상 세포를 공격하여 노화나 각종 질병의 원인으로 작용하기 때문에 이 활성 산소를 제거하는 것이 세포의 산화(노화)를 막는 방법이며, 이러한 세포의 산화를 억제하는 개념이 항산화다.

인체에는 활성 산소를 해가 없는 물질로 바꿔주는 효소(항산화 효소)가 있어 활성 산소의 무제한 증가를 막아준다. 하지만 연령이 증가할수록 효소의 활성 산소 제거 능력이 급격히 떨어지기 때문에 식품을 통해 항산화 물질을 섭취하는 것이 중요하다. 이를 위해서는 평소 신선한 채소와 과일 등을 자주 섭취해야 하는데, 특히 진한 색을 띤 과일과 채소에는 좋은 항산화 물질이 많이 함유돼 있다.

항산화 물질은 산화를 방지하는 물질을 두루 가리키는 말이다. 대표적인 물질은 카로테노이드류(베타카로틴, 라이코펜, 루테인), 플라보노이드류(안토시아닌, 카테킨, 레스베라트롤, 프로안토시아니딘), 이소플라본류(제니스테인, 다이드제인), 비타민, 미네랄, 파인엑솔이고 이 물질이 많은 식물로는 오레가노 꿀, 블랙커런트, 블루베리, 아로니아, 아사이베리, 노니 등이 있다. 이 항산화 물질들은 눈의 피로회복, 노폐물 제거는 물론 노화에 의한 백내장이나 황반변성 등을 저지하는 데 효과적이다.

눈에는 찐한 음식이 좋다

'찐하다'는 뜻을 여기서는 진한 색을 강조해서 표현한 말이다. 실제로 자연계에서 진한 색의 식재료는 매우 흔하지 않다. 하지만 대표적인 장수 식품에 들어있는 폴리페놀(안토시아닌)을 설명하면 이야기가 다르다.

폴리페놀 중에서도 깨끗한 청색을 띤 채소와 과일에 함유되어 있는 색소가 바로 안토시아닌인데, 그리스어의 'antos(꽃)'와 'cyanos(파랑)'이 어원이며, 빨간색이나 보라색 등 다양한 색상을 가지고 있다. 안토시아닌의 종류 또한 다양하며 현재까지 발견된 것만으로도 약 500 종류 이상에 달한다.

인간은 피부에 자외선을 받으면 표피의 멜라닌 색소가 활성화된다. 그래서 피부를 검게 하여 자외선의 손상으로부터 세포를 지키려는 방어 반응이 바로 멜라닌 색소의 작용이다. 식물에서는 안토시아닌 등의 색소를 만들어 자외선으로부터 자신의 세포를 지키고 있다. 그래서 안토시아닌 색소가 진하면 진할수록 우리의 몸에 좋다.

안토시아닌을 섭취함으로서 기대할 수 있는 효능 중에 가장 잘 알려져 있는 것이 바로 눈 건강이다. 눈의 신경층인 망막에는 로돕신이라는 것이 있는데, 이 로돕신은 빛을 받으면 신경에 시신호를 전달하는 역할을 한다. 그런데 수없이 반복되는 이 과정 중에 로돕신의 분해 산물로 망막에 피로물질이 쌓이게 되는데, 바로 안토시아닌이 로돕신의 재생을 돕는다. 즉 눈의 피로를 빨리 풀어줘서 눈의 노화를 느리게 하는 것이다.

안토시아닌은 혈관 속 콜레스테롤을 제거하고 혈액순환을 개선해 고혈압, 혈관 질환, 뇌졸중 등 혈액과 관련한 질병 치료에도 상당한 효능이 있다. 이 밖에도 간 기능 강화, 지방 분해 교화, 아토피 개선, 체내 독소 제거, 면역성 강화에도 좋다.

●블루베리

안토시아닌을 함유하였다고 알려진 가장 대표적인 열매다. 그 외에도 비타민, 미네랄, 식이섬유를 풍부하게 함유하고 있다.

●빌 베리

북유럽에 널리 자생하는 블루베리의 일종으로, 블루베리 종류 중에서 가장 많은 안토시아닌을 포함하고 있다.

●아로니아

아로니아는 예로부터 왕족들이 즐겨 먹었으며, '먹으면 늙지 않는 열매다'라고 할 정도였다. 아로니아에 항산화 물질인 안토시아닌이 풍부해서다. 아로니아에 들어있는 안토시아닌 성분은 블루베리에 약 40배, 아사이베리에 약 6배에 해당한다.

또한 혈전 억제와 혈관 탄력 강화에 도움이 되는 폴리페놀 등의 성분이 풍부해 면역력을 높이고, 노화 방지, 혈관 건강 등을 책임져 준다. 식이섬유 또한 풍부하여 소화가 잘 되고 변비, 설사, 복부 불편감 제거에도 도움이 된다.

● 카시스

블루베리와 빌 베리에는 존재하지 않는 2종류의 안토시아닌을 함유하고 있다. 비타민 C, 비타민 A, 비타민 E, 베타카로틴 등도 함유되어 있어 영양가가 높은 과일이다.

● 가지

가지의 청자색은 '나스닌'라는 안토시아닌의 일종이다. 가지는 열매의 대부분이 수분이며, 비타민 K, 칼륨, 엽산, 식이섬유 등이 많이 함유되어 있다.

● 포도

한국에만도 약 30~40 종류와 품종이 있다. 포도 껍질과 씨에는 안토시아닌뿐만 아니라 레스베라트롤과 탄닌 등이 풍부한 폴리페놀이 함유되어 있다.

👁 미국 안과 학회가 권하는 눈 건강을 위한 식생활 습관

① 담배를 끊어야 한다.

② 하루에 8잔 이상의 물을 마신다.

③ 과일과 채소를 많이 먹는다.

④ 지방과 콜레스테롤을 줄이고 짜게 먹지 않는다.

⑤ 과음을 삼간다.

⑥ 하루 30분 정도 걷기, 조깅, 자전거 타기 등의 유산소 운동을 한다.

눈에 중요한 영양소

● **루테인**

망막에 다량으로 분포하는 색소인 루테인(Lutein)은 항산화 작용을 한다. 즉 눈을 노화시키고 손상을 주는 활성 산소를 제거한다. 루테인은 성인의 몸에서 합성하지 못하기 때문에 반드시 식품으로 섭취해야 한다. 부족한 경우 망막의 황반부가 변성을 일으키거나 백내장처럼 수정체 단백질 변성이 일어날 수 있다. 그래서 노화와 관련된 눈 질환을 예방하는 데 있어서 루테인 섭취는 필수적이다.

- 피망, 브로콜리 : 루테인이 체내로 흡수가 되면 대부분 눈의 망막과 수정체에 축적이 되고 눈에 노출되는 청색광을 흡수해서 눈을 보호한다.
- 호박잎, 케일, 시금치, 완두콩 등

● 오메가 3

오메가 3(Omega-3)는 고등어와 연어에 많다. 안구건조증에 좋다는 이야기를 한 번도 들어보지 못한 사람은 없을 것이다. 지방산의 한 종류인 오메가 3는 뇌와 눈의 망막 기능을 유지하는 데 필수적이다. 망막은 DHA(Docosa Hexaenoic Acid)와 EPA(Eicosa Pentaenoic Acid)라는 성분으로 구성되어 있는데 이들은 눈 세포들의 재생을 돕는다. 또한 눈의 세포막을 이뤄주는 중요한 성분으로 눈의 피로 회복, 안구건조증 완화 같은 질환 치료와 예방에 도움이 되며 이 내용은 국제안과학회지에 실린 바가 있다. 그런데 이 오메가 3가 한국의 특산물인 들기름에 엄청난 양이 들어있다는 사실은 모르는 분들이 많다. 들기름의 지방산 중에 오메가 3는 70% 이상에 달하며 다른 기름과 비교하면 최대 200배가 넘게 함유되어 있다. 오메가 3는 루테인과 마찬가지로 사람의 신체에서 만들어지지 않기 때문에 식품이나 영양제로 섭취해야만 한다.

> • 들기름, 고등어, 참치, 꽁치, 정어리, 청어, 연어, 가다랑어 등

●아스타잔틴

최근 각광받는 항산화 물질로, 눈에 해로운 활성 산소를 없애 망막의 노화를 막아주고, 눈의 자외선 노출을 보호하며, 망막 DNA의 손상을 방지한다. 눈이 초점을 조절하는 것을 도와주고 백내장을 예방한다. 아스타잔틴(Astaxanthin)은 혈중 중성지질과 혈행을 개선하여 건조한 눈 상태를 좋아지게 하고 노화로 감소될 수 있는 황반색소 밀도를 유지하여 노화로 인한 눈 건강과 눈의 피로도 개선에 도움을 준다. 아스타잔틴의 항산화력은 비타민 E의 500배, 베타카로틴의 100배에 달한다. 연어, 새우, 게에 많으나 효과적인 용량을 섭취하기 위해서는 건강보조제로 복용하는 것도 효과적이다.

● 비타민 A

비타민 A는 눈에서 가장 중요한 영양소로 망막의 시세포, 각막과 결막의 상피 세포의 대사에 관여하여 시신경의 활동을 활발하게 하고 건조증과 망막 질환을 예방한다. 부족하면 야맹증과 각막과 결막의 건조를 유발하는 안구건조증이 발생한다. 비타민 A는 지용성 비타민이기 때문에 지방이나 기름과 결합했을 때만 체내로 흡수된다.

- 간, 당근, 고구마, 해바라기, 토마토, 해산물, 효모, 시금치, 파슬리, 냉이, 호박, 사과, 부추, 가지, 시금치, 쑥갓, 브로콜리, 봄나물 등
- 일일 권장량 800μg

● 비타민 B

비타민 B는 신경계에 작용하여 대사를 활발하게 돕기 때문에 '신경 비타민'이라는 별명이 붙어있다. 신경 세포의 합성을 도와서 눈의 침침함, 눈부심, 피로 등을 개선하고 스트레스 완화 및 면역력 강화와 함께 눈의 노화를 막는 데도 효과가 있다.

* 비타민 B1(티아민)

몸의 세포에 누적되는 피로물질인 전산을 제거해 주는 역할을 하고 건강한 신경조직을 유지하고 소화를 도와 신체 순환에 도움이 된다. 비타민 B1이 부족하면 각막상피의 이상, 안구운동장애, 안구진탕, 시신경 위축 등이 올 수 있고 특히 과다한 음주를 하는 사람에게 부족하기 쉽다.

- 돼지고기, 현미, 버섯류, 땅콩, 유제품 등
- 일일 권장량 1.4mg

* 비타민 B2(리보플라빈)

피부염이나 구내염, 거친 피부를 막아주는 역할을 하며 결핍되면 구내 염증, 치아 출혈, 권태감, 피로감, 무력감 이외에 눈의 증상으로 각막 주위가 충혈되고 눈꺼풀의 염증, 눈곱이 끼거나 이물감이 느껴지며 약시가 나타나기도 한다.

- 참치 통조림, 무, 고등어, 꽁치, 옥수수, 간, 우유, 치즈, 달걀 등
- 일일 권장량 1.6mg

＊ 비타민 B3(니아신, 니코틴산)

위장장애를 완화하고 혈액순환을 도와 생기 있는 피부를 만들어 주는 역할을 하며, 뇌의 에너지 대사에 필수적인 요소로 세포호흡과 스테로이드 합성 대사에 관여한다. 결핍되면 불면증, 피부염, 식욕부진 등이 생길 수 있다.

＊ 비타민 B5(판토텐산)

피부와 모발의 건강을 유지하고 스트레스를 완화시키며, 결핍 시 팔다리의 통증, 피로, 메스꺼움 등의 증상이 나타날 수 있다.

- 달걀노른자, 콩, 옥수수 등

＊ 비타민 B6(피리독신)

눈의 초점을 조절하는 역할을 하는 모양체근을 건강하게 만들고, 수정체의 기능을 유지하는 데 도움을 준다. 대표적인 항스트레스 비타민으로 대뇌피질의 예민한 기능을 억제해 스트레스를 줄여주는 역할을 하는 신경전달 물질인 세로토닌 생성에 도움을 준다. 결핍되면 눈꺼풀 염증, 피로감, 말초신경장애 등이 나타날 수 있다.

- 연어, 꽁치, 고등어, 바나나 등
- 일일 권장량 1.5mg

* 비타민 B7(비오틴)

단백질 대사와 신진대사를 돕고 모발과 피부를 튼튼하게 해준다. 결핍되면 피부 과민, 환각, 감염, 탈모, 등이 일어날 수 있다.

- 견과류, 달걀, 버섯, 시금치 등

* 비타민 B9(엽산)

적혈구의 생성을 촉진해 피부를 생기 있게 만들며 빈혈을 방지해준다. 특히 임신 전에 엽산을 많이 섭취하면 기형아 출산 위험을 줄일 수 있고 태아의 중추신경계 발달에 도움을 주는 것으로 유명하다.

- 녹황색 채소, 딸기, 브로콜리 등

* 비타민 B12(코발라민)

엽산 흡수를 돕고 DNA 합성에 관여하며 집중력, 기억력을 향상시킨다. 또 적혈구 생성을 촉진해 빈혈을 예방한다. 부족하면 빈

혈을 유발하는 비타민으로 눈에서는 시신경 염증, 망막 출혈 등을
유발한다.

- 육류 고기, 낙농 제품, 연근, 오렌지, 포도 등

●비타민 C

비타민 C는 상처 치유와 출혈 방지에 필요한 비타민으로 눈의
피로를 줄이고 수정체에 영양을 공급해 수정체를 맑고 투명하게
유지해줘 백내장의 진행을 늦춘다. 또한 강력한 항산화 물질로 눈
의 노화를 막는 데 큰 역할을 한다. 부족하면 눈의 각 부위에 출혈
을 유발할 수 있다.

- 시금치, 양배추, 토마토, 감자, 키위, 귤, 피망, 고추, 레몬, 오렌
  지 등
- 일일 권장량 60mg

● 비타민 D

비타민 D는 사실 햇빛을 받으면 사람 신체 내에서 합성할 수 있다. 그래서 이를 조건부 비타민 혹은 프로 호르몬이라 부른다. 그런데 문제는 현대인에게 있어서 가뜩이나 부족한 햇빛의 노출을 심지어 선크림으로 차단하므로 요즘 사람들에게 부족해도 너무 부족한 비타민으로 큰 관심을 받고 있다. 비타민 D는 면역력을 강화하는 데도 큰 역할을 하기 때문에 알레르기 질환에 영향을 준다. 부족하면 안구가 튀어나오는 안구돌출을 보일 수 있고 칼슘의 부족을 유발하여 골다공증, 백내장이 생길 수 있다.

- 달걀노른자, 생선, 간, 버터, 우유, 연어 등
- 일일 권장량 5~10μg

● 비타민 E

비타민 E(토코페롤)는 노화와 관련된 대표적인 항산화제로 세포막을 유지시켜주고 몸의 활성 산소를 없애주며 혈관의 탄력을 유지하는 효과가 뛰어나다. 노인성 눈 질환 예방에 탁월하여 백내장, 망막 질환의 예방 효과가 크고 심혈 관계 질환과 치매의 예방 효과 또한 뛰어나다.

- 기름진 생선, 마가린, 땅콩류, 콩기름, 간, 곡식, 채소, 과일 등
- 일일 권장량 10mg

● 아연

아연(Zinc)은 눈에서 가장 중요한 무기질로 주로 망막의 황반부에 많이 존재하며 부족하면 야맹증, 시신경 염증, 백내장을 유발할 수 있다. 충분히 섭취하면 망막변성을 예방하는 효과가 있을 수 있다.

- 일일 권장량 15mg

● 구리

구리(Copper)는 근시 예방의 가능성이 있다.

- 굴, 땅콩, 간, 초콜릿 등
- 일일 권장량은 1.5~3mg

●셀레늄

셀레늄(Selenium)은 항산화제로 시력 향상과 백내장 예방 효과
가 있으나 과도한 섭취는 해롭다.

- 해산물, 육류, 낙농 제품, 과일, 채소 등
- 일일 권장량 70μg

●칼륨

우리 몸에 필수적이며 특히 눈에 더욱 필요한 칼륨은 부드러운
눈의 조직을 보호하는 작용을 한다.

- 사과, 바나나, 꿀, 달걀, 생선, 자연 치즈 등

●칼슘

칼슘(Calcium)은 치료 기능이 있으며 몸의 골격을 이루며 모든
인체 조직의 회복에 큰 도움을 준다. 특히 눈을 지나치게 자주 깜
박인다거나 색소층의 염증, 결막염과 광성 공포증 등을 없애는 데
효과적이며 부족하면 백내장이 올 수 있다.

- 전유, 자연치즈, 달걀, 생선 등

● 레스베라트롤

레스베라트롤(Resveratrol)은 혈액순환을 촉진하고, 망막 혈관의 움직임에 도움을 준다. 눈의 산화를 억제해 피로회복에도 도움을 준다.

- 포도, 라스베리, 크렌베리, 오디, 땅콩 등

● 크산테논

크산테논(Xanthenone)은 눈의 염증을 억제한다.

● 카테킨

카테킨(Catechin)은 항산화 작용으로 눈의 노화를 방지하고 혈류를 촉진하며, 피로를 개선한다.

- 녹차, 홍차, 우롱차 등

● 카마즈렌

'식물의 의사'라는 별명을 지닌 카마즈렌은 카모마일에 많이 함유된 것으로서 백혈구의 생성을 촉진하고 항염증 작용, 진정 작용이 강력해서 고대로부터 많이 쓰여 왔다. 백내장을 방지하고, 염증의 개선에 좋다.

● 타우린

타우린(Taurine)은 망막의 세포막이 자외선으로 과산화되는 것을 억제하여 망막구조를 안정화시키고, 수정체가 노화에 의해 탁해지는 것을 방지하여 백내장, 노인성 황반변성의 예방을 돕는다.

- 오징어, 문어, 굴, 가리비 등

● 루틴

루틴(Rutin)은 노화에 의한 황반변성 예방에 효과적이다.

- 메밀, 시금치, 풋고추, 부추, 쑥갓, 상추, 깻잎, 근대, 아욱, 피망, 늙은 호박, 당근 등

●노빌레틴

최근 가장 주목을 받는 영양소의 하나인 노빌레틴(Nobiletin)은 바로 '칼라만시 열풍'의 주인공이다. 노빌레틴은 폴리페놀의 일종으로서 강한 항산화 작용으로 눈의 황변변성을 막아주며 다이어트에도 효과적이다.

●케르세틴

케르세틴(Quercetin)은 강력한 항염증 효과를 지녔으며 자외선으로부터 눈을 지켜준다.

- 양파, 마늘, 양배추, 시금치, 녹차, 파슬리, 브로콜리 등

●진세노사이드

혈관의 노폐물 제거에 뛰어나고 항염증 작용이 탁월하다. 한 연구에서는 눈의 기능을 20년이나 개선시킬 수 있다고 한다. 그런데 체내 흡수율이 낮아서 이를 높이는 연구가 필요하다.

- 인삼, 홍삼 등

눈에 좋은 식재료

앞에서 소개한 눈에 좋은 영양소와 수많은 성분들을 다 섭취하려면 어렸을 때부터 균형 잡힌 식단과 식사가 중요하다. 하지만 오늘날의 현대사회에서는 오히려 한쪽으로 치우친 영양섭취가 빈번하기 때문에 자신에게 부족한 성분을 챙겨 먹는 것이 중요하다. 이 책에서 소개하는 요리는 오랫동안 연구한 눈 건강 유지에 도움이 되는 것들이다.

●노니

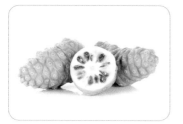

요즘 각종 프로그램에 소개되면서 많은 주목을 받고 있는 노니는 신비의 열대 과일 중 하나로 동서양을 막론하고 사랑받고 있는 열매 중 하나다. 노니에는 폴리페놀이 많이 함유되어 있어서 망고의 120배, 키위의 140배다. 그 외에도 노니에는 필수 아미노산, 비타민, 미네랄이 있다. 노니는 과일 그대로 먹기도 하지만 복용의 편의를 위해 분말이나 액상으로 제조되어 우리가 쉽게 섭취할 수 있다. 이러한 노니는 따뜻한 물에 타서 차를 만들어 먹거나 여름에는 얼음을 띄워 차갑게 에이드로 마실 수 있으며 우유나 두유에 섞어 먹어도 좋다.

●양파

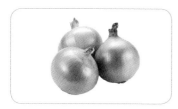

양파는 매일 권장 섭취량의 비타민 C가 20% 함유되어 있으며 B6, 엽산, 칼륨 및 다양한 영양소가 같

이 존재한다. 또한 항산화 물질로 가득 차 있는데, 강력한 염증 화합물인 케르세틴을 포함하여 수십 종류의 항산화 물질이 포함되어 있다. 특히 양파의 주황색 껍질에 폴리페놀과 플라보노이드 같은 항산화 물질이 풍부하다. 강한 자외선으로부터 눈을 보호하는 역할과 함께 비타민 B와 C의 효과를 다 누릴 수 있다. 양파는 항암 작용은 물론 콜레스테롤과 비만도를 낮추는 데도 매우 효과적이다.

● 비트

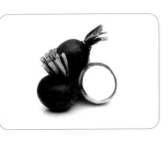

비트는 신체건강 유지를 도와주는 슈퍼 푸드로 다시 주목받고 있다. 비트 속에 풍부한 알칼로이드 성분이 몸속에 쌓인 노폐물을 배출하며 눈과 신장에 쌓인 각종 독성 물질의 해독에 기능이 탁월하다. 비트 특유의 강한 붉은색은 베타인이라는 아미노산 성분으로 몸속 염증을 제거하는 역할을 하며 간에서 세포를 복구하고 재생하는 데 도움을 준다. 더불어 혈압을 낮추는 효능이 있어 고혈압 환자들이 꾸준히 섭취하면 혈압을 낮추는 데 효과를 볼 수 있다. 비트는 즙이나 생으로 섭취하는 것이 가장 좋으며, 밥을 지을 때 비트를 잘게 썰어 비트 밥을 만드는 것도 하나의 방법이다.

● 달걀노른자

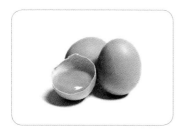

일부에서는 다이어트때문에 달걀의 노른자는 골라내고 흰자만 먹는 경우가 있지만 노른자에 칼로리가 그렇게 많은 것도 아닐뿐더러 여기에는 루테인과 콜린이 많아 항산화 효과를 기대할 수 있다. 그러므로 망막의 기능 개선을 위해서도 꼭 섭취해야 한다.

● 들깨

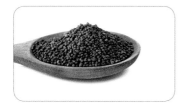

들깨에는 칼슘과 마그네슘, 철분, 아연 등 필수 무기질이 풍부하며, 단백질이나 식이섬유 외에도 비타

민 E와 수용성 비타민도 다량 함유돼 영양가가 매우 높다. 들깨는 우리 민족 전통식품으로 들기름, 들깻묵, 들깻잎 등은 우리들의 건강을 지켜왔다. 독특한 향미를 주는 들깨의 향은 우리 민족이 가장 즐겨 애용하는 대표식품이며 세계에 자랑할 수 있는 훌륭한 기능성 식품이라 할 수 있다.

●옥수수

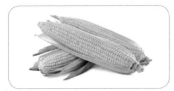

비타민 중에서는 엽산, 티아민(비타민 B1), 비타민 C가 풍부하고, 미네랄 중에서는 칼륨, 인, 망간 등이 풍부하다. 섬유소가 풍부하다.

●감자

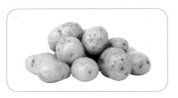

복합당인 전분이 풍부하다. 비타민 중에서는 비타민 C, 엽산, B6가 특히 풍부하고, 이외에도 비타민 A,

베타카로틴, 비타민 B1, B2 등도 포함되어 있다. 미네랄 중에서는 칼륨, 칼슘, 인산, 마그네슘, 철분, 구리가 풍부하게 포함되어 있다.

● 고구마

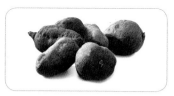

비타민 A, 베타카로틴이 특히 풍부하고, 비타민 C, E, B1, B6, B7, 엽산이 풍부하다. 미네랄 중에서는 칼륨, 칼슘, 철, 구리, 망간 등이 풍부하다. 섬유소가 풍부하다.

● 토마토

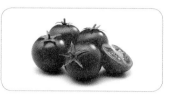

비타민 A, 비타민 C가 특히 풍부하고, 비타민 E, K, B3(니아신), 엽산도 풍부하다. 강력한 항산화제인 라이코펜이 풍부한 대표적인 식품이다. 미네랄 중에서 칼륨, 인산, 마그네슘, 칼슘, 철분이 풍부하고, 아연, 망간, 구리도 적당량 포함되어 있다. 시트르산과 말산 같은 유기산이 풍부하다. 섬유소가 풍부한데 특히 껍질 부위에 많다.

● 당근

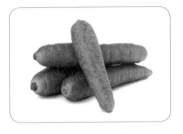

베타카로틴이 특히 풍부하며 암 (특히 폐암)과 싸우는 가장 효과적인 항산화제다. 뇌 졸중과 심장 질환도 예방하는 효과가 있다. 비타민 A가 특히 풍부하고, 비타민 C, D, E, K, B3, B6 등도 풍부하다. 미네랄 중에서는 칼륨, 칼슘, 마그네슘, 인 등이 풍부하다. 식물만이 가지고 있는 영양소로 사람의 질병에 대한 자연 방어력이 있고, 암, 심장 질환의 예방, 노화 방지와 연관이 있다. 루테인, 라이코펜, 카로틴 등이 풍부하다.

● 케일

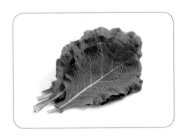

비타민 A, C, K가 특히 풍부한데, 1회양을 섭취할 경우 성인 하루 필요량의 대부분을 섭취할 수 있다. 이외에도 비타민 B3(니아신), 엽산, 비타민 E도 풍부하다. 미네랄 중에서는 칼슘, 칼륨, 철분이 풍부하고, 구리, 아연, 망간, 마그네슘, 셀레늄 등도 충분량을 함유하고 있다. 항암 효과를 가진 식물성 화합물을 함유하고 있다. 시력 발달과 연관된 대표적인 항산화제인 루테인, 지아잔틴이 풍부하다.

● 브로콜리

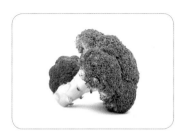

비타민 A, C, K, 엽산이 특히 풍부하다. 특히 비타민 C는 오렌지보다 많이 들어있다. 이외에 비타민 B6, E 등도 풍부하다. 칼슘, 칼륨, 마그네슘, 셀레늄, 철분이 풍부하다. 특히 칼슘이 풍부한데, 포화지방이 들어 있는 우유보다 더 좋은 칼슘 공급원이다. 항암 효과를 가진 식물성 화합물을 다량 함유하고 있다. 수용성 섬유소가 풍부하다.

● 오이

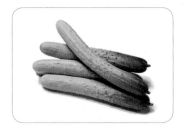

비타민 A, C, 엽산이 풍부하다. 미네랄 중에서는 칼륨, 칼슘이 풍부하고, 망간, 마그네슘, 몰리브덴 등도 들어있다. 알칼리성 식품이며, 섬유소가 풍부하다. 수분 함량이 96%로 특히 많은데, 천연적으로 만들어진 증류수와 유사하기 때문에 일반 물보다 더 좋다. 뼈, 근육 등의 결합조직을 만드는 데 필수적인 실리카가 많이 포함되어 있으며, 피부를 진정시키는 효과가 있는 카페인산이 다량 함유되어 있다.

● 시금치

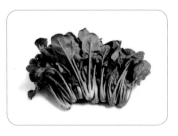

비타민 A, K가 특히 풍부하고, 비타민 C, E, 엽산도 풍부하다. 미네랄 중에서는 칼슘, 철분이 특히 풍부하고, 셀레늄, 인, 망간, 칼륨, 아연도 풍부하다. 항암 효과가 있는 식물성 영양소인 루테인, 클로로 필, 켐페롤 등이 포함되어 있다. 강한 알칼리성 식품으로 몸의 산성 상태를 중화한다.

● **양배추, 배추, 청경채, 적채**

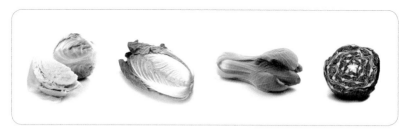

비타민 A, C, K, 엽산이 풍부하다. 비타민 A는 청경채에, 비타민 C는 적채에, 비타민 K는 양배추에, 엽산은 배추에 상대적으로 더 풍부하다. 섬유소가 풍부하고, 미네랄 중에서는 칼슘, 칼륨, 인, 요오드, 황, 철분 등이 풍부하다. 식물성 영양소인 설포라판과 인돌 3 카바놀은 항암 효과가 있다. 적채에는 안토시아닌이라는 강력한 항산화제가 있어서 항염, 항암 효과를 더한다. 알레르기 예방과 면역 기능, 장운동을 부드럽게 만든다.

● 양상추, 상추

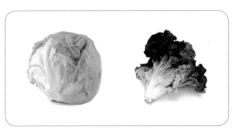

섬유소가 풍부하고, 수분 함량이 높다. 비타민 A, K가 특히 풍부하고 비타민 B1, C, L, 엽산도 풍부하다. 미네랄 중에서는 칼륨, 망간, 몰리브덴 등이 풍부하고, 칼슘, 인, 철분, 마그네슘도 상당량 함유되어 있다. 항암 작용, 노화 방지 등의 역할을 하는 다양한 항산화제와 식물성 영양소가 포함되어 있다. 양상추는 상추에 비해서 비타민 A, C, 철분, 칼륨, 칼슘 등 영양분이 대부분 적다. 그러나 바삭거리는 독특한 식감 때문에 샐러드 재료로 선호하며, 지방간을 예방하고 인지기능 향상에 도움이 된다. 상추는 색이 짙을수록 영양분이 높다.

● 마늘

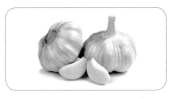

비타민 C, B6가 특히 풍부하고, 비타민 A, B1, K, 엽산도 풍부하다. 미네랄 중에서는 망간, 인, 칼슘, 철

분, 구리가 풍부하고, 미량 원소인 게르마늄, 셀레늄, 텔루륨이 풍부하다. 마늘에 포함된 독특한 아미노산인 알리인은 항균 작용, 심혈관 보호 기능, 호흡기 진정 작용 등의 다양한 효과를 나타낸다.

● 무

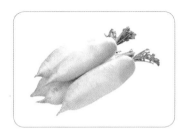

비타민 C, 엽산이 특히 풍부하고 비타민 B1, BI, K가 풍부하다. 미네랄 중에서는 칼륨, 칼슘, 인, 철분, 마그네슘, 인, 아연, 구리, 몰리브덴 등이 풍부하다. 다량의 섬유소가 있어서 변비를 해소시킨다. 담즙 분비를 촉진시킨다. 잎에는 뿌리보다 비타민 C가 6배 더 풍부하고, 철분, 칼슘, 티아민도 다량 함유되어 있다.

● **고추, 파프리카, 피망**

비타민 C, A가 특히 풍부하고, 비타민 E, B6, K, 엽산도 풍부하다. 미네랄 중에는 칼슘, 인, 철분, 마그네슘, 몰리브덴, 칼륨, 망간, 코

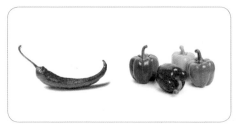

발트, 아연 등이 풍부하
다. 빨간색 파프리카가
상대적으로 영양분이 많
다. 그렇다고 빨간색만
골라야 하는 것은 아니다. 노란색은 비타민 C가, 초록색은 섬유소
가, 몰리브덴, 망간, 엽산, 비타민 K 등이 풍부하다. 색깔이 짙을수
록 항산화제의 농도가 높다. 노란색은 시력과 주로 연관된 루테인
과 제아잔틴이 풍부하고, 빨간색은 항암 효과 로 유명한 라이코펜
과 아스타잔틴이 있고, 오렌지색은 흡연자의 폐암 발생을 막아 주
는 대표적인 항산화제인 카로틴이 함유되어 있으며, 보라색은 안
토시아닌이 풍부하다.

● 쥬키니(여름호박, 돼지호박)

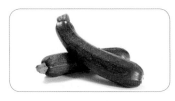

비타민 C, 엽산, 베타카로틴, 비타
민 B3, B6, K가 풍부하다. 미네랄 중
에서는 망간, 마그네슘, 칼륨, 구리,
인, 몰리브덴이 풍부하다. 수분이 풍부하고, 섬유소가 풍부하다.

● 버섯

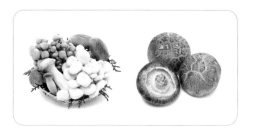

식물이라기보다는 곰팡이 균이 있는 균사체다. 채소 중에서 육류에 가까운 영양조성을 가지고 있어서 다른 채소에 비해서 단백질, 탄수화물, 지방의 비율이 높다. 수분 함량이 높고, 단백질을 구성하는 아미노산 중에서 필수 아미노산의 함량이 높다. 지방은 건강에 유익한 불포화지방의 비율이 80%에 달하며 탄수화물에서는 글루타민산의 함량이 높아서 맛을 높인다. 미네랄 중에서는 셀레늄, 칼륨, 구리, 아연, 철분, 인 등이 풍부하다. 다른 식물에서는 발견하기 어려운 식물성 영양소인 항산화제들이 있다. 대표적으로 면역 기능을 향상시키고 강력한 항산화제 역할을 하며 위암 예방과 연관되고 표고버섯에서 주로 발견되는 렌티난 성분이 있다. 엽산이 특히 풍부하고, 비타민 A, B 계열, C가 풍부하고, 다른 식물에서는 발견되지 않는 비타민 D가 함유되어 있다. 느타리버섯의 경우 열이 가해지는 요리에도 비타민 D가 남아 있다.

● 아보카도

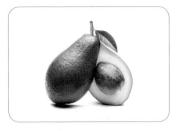

칼로리를 만드는 3대 영양소인 탄수화물, 단백질의 함량이 높고, 특히 단불포화지방이 많아서 두뇌, 운동 능력 발달에 도움이 된다. 단불포화지방의 함량이 20%로 과일 중에서는 두 번째로 많고 일반 과일의 20배 정도 되는 양이다. 칼륨의 양과 칼로리가 특히 높아서 바나나의 3배다. 철분, 구리, 인산, 마그네슘이 풍부하고, 섬유소, 비타민 A, B 복합체, 엽산도 풍부하다. 염분, 당, 콜레스테롤은 거의 없고, 복합당이 없어서 당뇨 환자에게 적당하고, 항산화제인 비타민 C, E, 칼슘, 철분, 칼륨이 풍부하기 때문에 암, 노화 예방에도 효과적이다.

● 사과

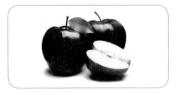

칼로리와 혈당지수는 낮고, 수분은 풍부하며 비타민 C, 철분, 칼륨, 인산, 칼슘의 함량이 높다. 섬유소

가 풍부하고, 불용성 섬유소와 수용성 섬유소의 2가지가 모두 포함되어 있다. 노화, 암 예방과 연관된 항산화제 성분인 플라보노이드, 폴리페놀이 함유되어 있다. 간 기능 개선과 소화 기능 개선에 연관된 말산, 타타르산이 포함되어 있다.

●살구

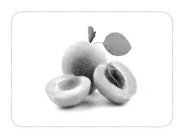

쉽게 소화되는 당 성분을 가지고 있으며 비타민 A가 특히 풍부하다. 비타민 A, C, B2, B3, 칼슘, 인, 철분이 풍부하다. 살구는 말리면 비타민 A의 함량은 2배로 올라가고 칼로리도 올라가며 칼슘, 인, 철분 함량도 풍부해진다. 베타카로틴과 라이코펜이 풍부한데, 이들은 나쁜 콜레스테롤의 작용을 억제시켜서 심장병을 비롯한 혈관 질환을 예방한다. 살구 씨에는 단백질, 지방이 풍부하고, 암 예방과 관련이 있는 비타민 B17이 포함되어 있다.

● 바나나

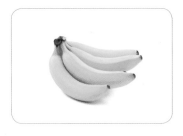

사람들이 살아가는 데 필요한 영양소가 거의 다 들어가 있는 대표적인 과일로 완전 자연 식품으로 불린다. 다양한 영양소가 포함되어 있으며, 소화도 잘 되고 휴대하기 편해서 이동 시에 식사대용으로 적당하다. 칼륨이 특히 풍부해서 설사나 탈수 증상시 소실되는 전해질 보충에 도움이 된다. 정상적인 배변 기능에 도움이 된다. 덜 익은 바나나는 변비를 유발하지만 설사 증상 완화에 도움이 되고, 익은 바나나는 변비 예방에 도움이 된다. 천연 제산제 기능도 있어서 위염, 위궤양, 위식도 역류 환자에도 도움이 된다. 단백질도 풍부하고, 스트레스나 우울증 증상 개선에 도움이 된다. 건강에 좋지 않은 포화지방, 콜레스테롤이 거의 없다. 비타민 B 계열을 거의 다 포함하고 있다. 인체에 유익한 유산균의 증식을 도와주는 프락토리고당이 포함되어 있다. 충분한 양의 구리, 크롬, 불소, 마그네슘, 셀레늄, 아연 등이 포함되어 있다.

● 수박

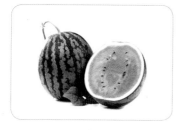

　　더운 여름철에 갈증 해소와 수분 보충에 가장 적절한 과일이다. 항산화제인 비타민 A, 비타민 C, 베타카로틴이 특히 풍부하다. 또한 비타민 A와 베타카로틴은 시력 향상과도 연관이 있다. 암 예방 효과로 알려진 라이코펜이 풍부하다. 라이코펜은 토마토에 특히 많은 것으로 유명한데, 수박 과즙이 빨간 것과도 연관이 있다.

　　에너지 유지와 관련된 비타민 B 계열이 충분히 포함되어 있고, 에너지 생산과 연관된 마그네슘, 칼륨도 풍부해서 운동 전에 먹기 적당한 음식으로 전문가들이 추천한다. 아미노산 중에서 시트룰린 성분이 풍부하며, 칼슘, 철분, 인, 나트륨, 아연 등의 미네랄도 충분한 양이 포함되어 있다. 수박의 과즙은 알칼리성을 띠기 때문에 신맛 나는 음식을 먹을 때 같이 먹으면 중화시켜 줄 수 있다.

● 멜론

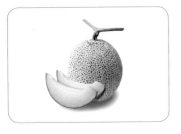

비타민 A, 비타민 C가 특히 많이 들어있는 과일이다. 칼슘, 칼륨, 베타카로틴, 엽산, 비타민 B6도 충분한 양이 들어있다. 항산화제 성분도 포함되어 있다. 멜론과 같은 종으로 볼 수 있는 참외에는 비타민 C, 칼륨 등은 풍부하지만 비타민 A는 멜론보다는 적다. 최근에는 참외가 엽산 함량이 높고 항암 효과로 주목받고 있다.

● 감귤류(감귤, 오렌지)

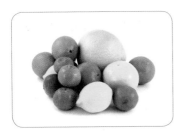

비타민 C가 특히 풍부한 과일로 오렌지 1개를 섭취하면 성인이 하루 필요한 비타민 C의 100%를 섭취하는 것이다. 베타카로틴을 비롯한 항산화 물질을 다량 함유하고 있어서 손상 세포 재생에 도움이 된다. 칼로리는 낮고 펙틴과 같은 섬유소는 풍부해서 체중 조절과 변비에 도움이 된다. 에너지 생성과 유지 등에 도움이 되는 비타민 B 계열이 다양하게 포함되어 있다. 무기질도 풍부하게 포함되어 있는데, 특히 칼슘과 칼륨이 풍부하다. 이외에도 엽산, 요오드, 인, 나트륨, 아연, 망간도 충분량이 함유되어 있다. 껍질 안쪽에 붙어 있는 흰 섬유질 부분에는 항산화 물질인 플라보노이드가 다량 함유되어 있고, 간에서 콜레스테롤 생성을 억제하는 물질도 함유되어 있다. 껍질에는 비타민 A의 효능을 증가시키는 오일이 포함되어 있는데, 피부를 진정시키는 효과가 탁월하다.

● 키위

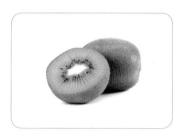

비타민 C가 오렌지보다 더 풍부하고, 비타민 A, E, K, 엽산이 풍부하다. 칼륨, 구리, 철분, 마그네슘, 칼슘, 인 등 미네랄도 풍부하다. 섬유소가 풍 부한데, 수용성 섬유소와 불용성 섬유소를 다 함유하고 있어서 변비에 효과적이다. 키위의 검은 씨를 짠 키위 오일에는 불포화지방이 풍부하다. 키위 껍질에는 항산화제 성분이 풍부하다.

● 망고

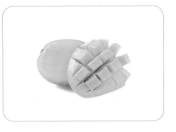

펙틴을 비롯한 섬유소가 풍부해서 콜레스테롤 수치를 정상화하고 변비를 예방한다. 비타민 A, C가 풍부하고, E, B, K도 적당량 포함되어 있다. 미네랄 중에는 구리, 칼륨이 풍부하고, 소량의 마그네슘, 망간, 셀레늄, 칼슘, 철분, 인이 포함되어 있다. 갈산 같은 유기산이 있어서 장을 청소한다.

● 복숭아, 천도복숭아

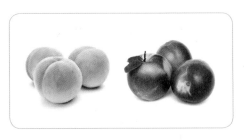

수분 함량이 높고, 유기산과 섬유소가 풍부해서 장을 깨끗하게 만든다. 비타민 A, C, 베타카로틴 등이 풍부하다. 단맛이 많이 나고, 알칼리성 식품으로 소화하기 쉽다.

● 배

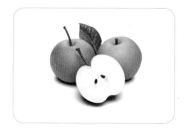

수분 함량이 높고, 펙틴을 비롯한 섬유소가 풍부하다. 비타민 A, B1, B2, C, E, 엽산 등이 충분히 들어가 있고 구리, 인, 칼륨과 같은 미네랄도 포함되어 있다. 과당과 단순당의 2가지 당이 주성분으로 소화하기 쉽고, 에너지의 빠른 충전에 도움이 된다. 골다공증 예방에 도움이 되는 붕소 성분이 포함되어 있다. 알칼리성 식품이다.

● 자두

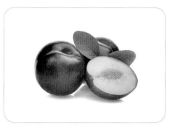

수용성 섬유소와 불용성 섬유소가 모두 풍부하게 들어있다. 수용성 섬유소는 콜레스테롤 수치를 낮추고, 불용성 섬유소는 장내 세균에 유익하다. 비타민 A, C, K가 특히 풍부하다.

● 호박

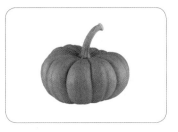

비타민 A와 베타카로틴이 특히 풍부하다. 칼륨, 철분 등의 미네랄이 풍부하고, 아연, 마그네슘도 풍부하다. 지방과 칼로리는 적고, 수분은 많아서 체중감소를 위한 좋은 간식이다. 전립선암, 요로 감염의 치료에 도움이 되는 성분이 포함되어 있다. 호박씨에는 단백질, 비타민, 철분, 마그네슘, 망간 등 영양분이 더 풍부하다.

● 딸기

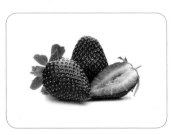

비타민 C, E, 베타카로틴, 엽산 등의 비타민이 풍부하다. 빨간 빛을 띠는 것은 암 예방의 항산화제 성분 때문이다. 섬유소가 풍부하다. 칼륨, 망간, 아연 등의 미네랄이 풍부하다.

●감

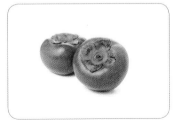

비타민 A, 베타카로틴이 특히 풍부하고, 비타민 C도 풍부하다. 미네랄 중 칼륨, 망간, 마그네슘, 칼슘, 철분 등이 풍부하다. 또한 섬유소가 풍부하다. 항염증, 출혈억제 효과를 지닌 항산화제 성분이 포함되어 있다.

●파인애플

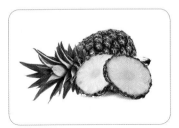

비타민 C, B1, 엽산, 베타카로틴이 풍부하다. 미네랄 중에서는 망간이 특히 풍부하고, 칼륨, 마그네슘, 구리도 충분하다. 섬유소가 풍부하고 단백질을 소화시키고, 항염증 효과를 지닌 성분이 포함되어 있다.

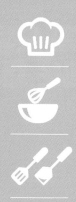

건강한 눈을 위한
맛있는 요리

{ 채소, 곡류 }

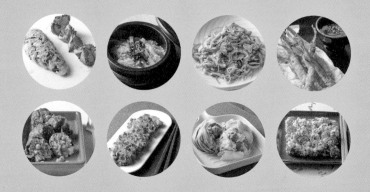

시금치 오믈렛과
데운 채소

- 표적 질환 안구건조증, 야맹증, 눈 피로 회복, 백내장 예방
- 카테고리 비타민 A
- 풍부한 영양소 호박 – 비타민 A · 비타민 E | 시금치 – 비타민 A · 비타민 C
  달걀 – 비타민 A | 치즈 – 비타민 A | 버터 – 비타민 A
- 인분 2인분   • 조리시간 25분

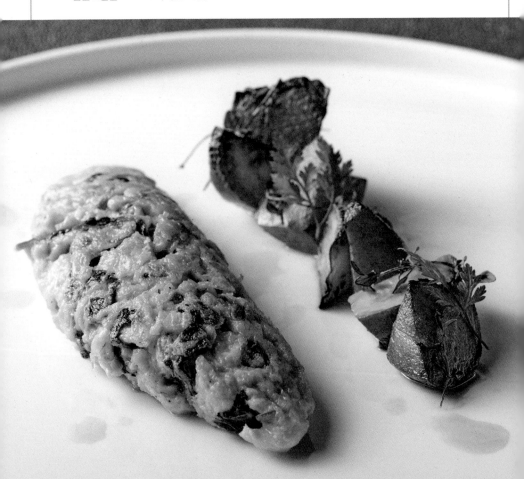

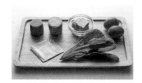

주재료

달걀 2개, 체더치즈 1장, 버터 3큰술, 시금치 6장, 당근 1/5개, 애호박 1/5개

양념

소금 2작은술, 후추 1/3작은술

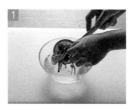

시금치는 소금을 넣은 끓는 물에 살짝 데쳐 찬물에 바로 헹구고 물기를 꼭 짠 후 다진다.

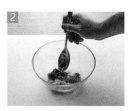

볼에 달걀과 체더치즈 1장을 큼직큼직하게 잘라 넣고, 다진 시금치, 소금 1작은술, 후추를 조금 넣어 잘 섞는다.

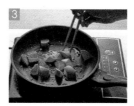

당근과 애호박은 먹기 좋은 크기로 썰고 프라이팬에 버터를 둘러 애호박, 당근 순으로 넣고 소금으로 간하며 볶는다.

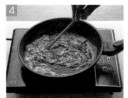

버터를 두른 팬에 달걀물을 넣고 젓가락으로 휘젓는다.

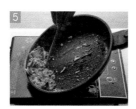

반 정도 익혔을 때 프라이팬을 기울여 달걀물을 아래쪽으로 민다는 느낌으로 모양을 잡는다.

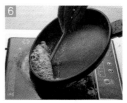

동그랗게 말리도록 모양을 잡으며 익힌다.

TIP
버터(기름)를 팬의 옆면까지 고루 발라야 들러붙지 않고 예쁜 오믈렛을 만들 수 있다.

시금치 쌈밥과
완두콩 볶음

- 표적 질환 망막 황반부 예방, 수정체 단백질 변성 예방
- 카테고리 루테인
- 풍부한 영양소 시금치 – 루테인 | 완두콩 – 루테인
- 인분 2인분   • 조리시간 20분

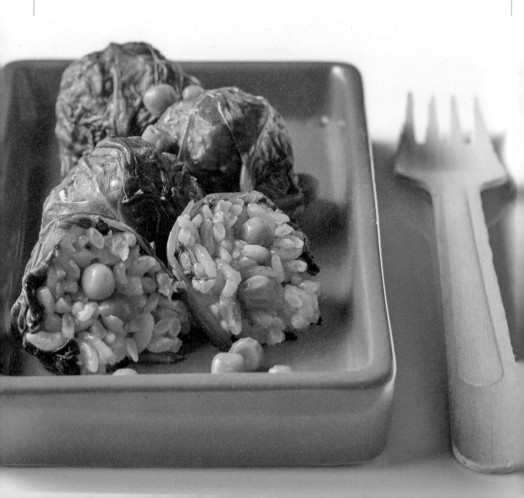

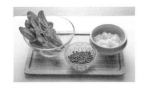

주재료

시금치 100g, 밥 200g, 완두
콩 50g

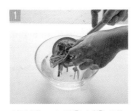

① 시금치는 소금을 넣은 끓는
물에 살짝 데쳐낸 후 찬물
에 바로 헹궈 물기를 짜서
펼쳐 놓는다.

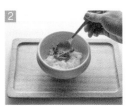

② 쌈장을 넣어 비빈 밥을 먹
기 좋은 크기로 뭉쳐 시금
치로 쌈을 싼다.

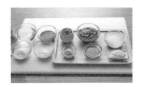

양념

쌈장

된장 1큰술, 고추장 1작은술,
다진 마늘 1작은술, 다진 양파
1큰술, 들기름 1큰술, 설탕 1작
은술

식용유 1작은술, 간장 1작은술,
설탕 1작은술, 소금 1작은술

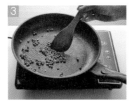

③ 완두콩은 식용유를 두른 팬
에 간장, 설탕, 소금을 넣고
볶는다.

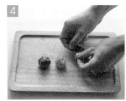

④ 시금치로 완두콩과 쌈장 밥
을 함께 감싼다.

TIP

시금치는 삶아서 찬물에서 바로 식히지 않으면 물러지고 색이 변하게 된다.

톡톡 튀는
브로콜리 두부 샐러드

- 표적 질환 망막 황반부 예방, 수정체 단백질 변성 예방, 눈 피로회복, 안구건조증 완화
- 카테고리 루테인
- 풍부한 영양소 브로콜리 – 루테인 | 들기름 – 오메가 3 | 들깨 – 오메가 3
- 인분 2인분   • 조리시간 15분

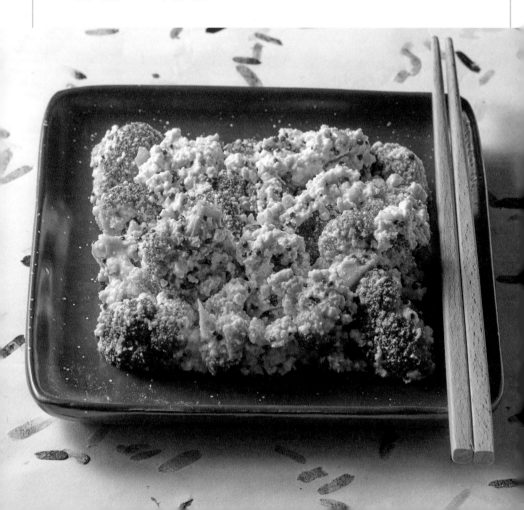

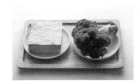

주재료

브로콜리 1개. 두부 1모

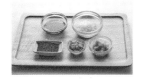

양념

다진 마늘 1큰술. 다진 파 1/2 큰술. 들깨 2큰술. 소금 1작은 술. 들기름 1큰술

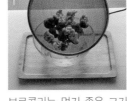

브로콜리는 먹기 좋은 크기 로 손질하여 끓는 소금물에 1분 30초간 삶아준 후 찬물 에 식힌다.

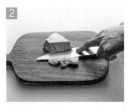

두부는 칼등으로 으깨고 면 보로 물기를 짠다.

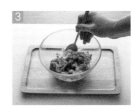

갖은 양념과 함께 모두 섞 어서 무친다.

TIP

두부를 큐브 모양으로 잘라 한 번 지진 후 샐러드를 만들어도 좋다.

무
현미밥

- 표적 질환 눈 피로회복, 체내 활성 산소 제거, 노화 방지, 백내장 예방
- 카테고리 비타민 E
- 풍부한 영양소 무 – 비타민 E | 현미 – 비타민 E
- 인분 2인분　 　• 조리시간 40분

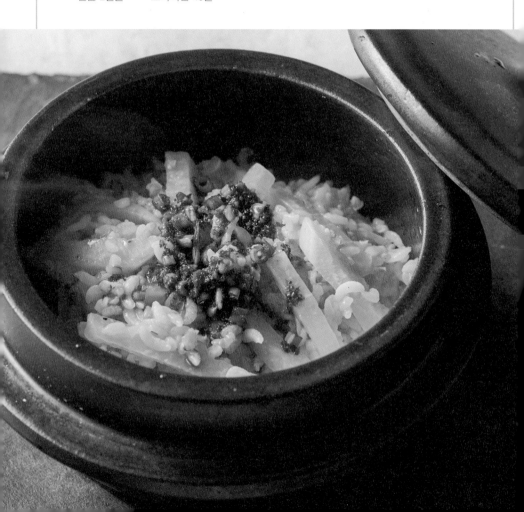

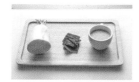

주재료

무 1/2개, 현미쌀 2컵(불리기
전), 다시마 1장

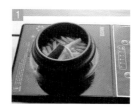

무는 굵게 채 썰고 밥솥에
다시마, 채썬 무의 1/2, 현미
쌀, 채썬 무 나머지를 순서
대로 놓고 밥을 짓는다.

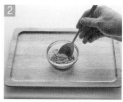

비빔 양념을 만든 후 1의 밥은
한 김 날린 후 함께 담는다.

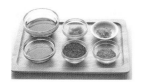

비빔 양념

간장 2큰술, 다진 마늘 1/2큰
술, 미나리 1작은술, 참깨 1큰
술, 참기름 1큰술, 고춧가루 1
큰술

TIP

냄비 밥의 경우 현미쌀은 일반 밥보다 강 → 중 → 약의 불 조절을 할 때 약불에서 뜸 들이는 시간
을 5분간 더 해야 잘 익은 밥을 먹을 수 있다.

월과
잡채

• 표적 질환 눈 피로회복, 체내 활성 산소 제거, 노화 방지, 백내장 예방

• 카테고리 비타민 E

• 풍부한 영양소 호박 – 비타민 E | 땅콩 – 비타민 E

• 인분 2인분　• 조리시간 30분

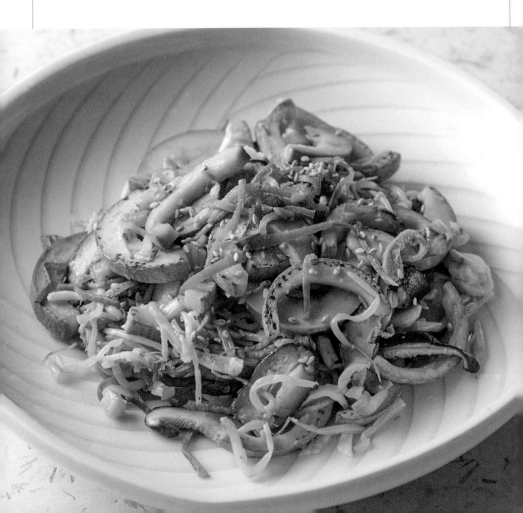

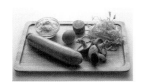

주재료

애호박 1개, 찹쌀가루 50g, 당근 1/5개, 달걀 1개, 숙주 한 줌, 표고버섯 3개

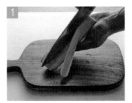

① 애호박은 반을 갈라 씨를 바르고 0.5cm 두께로 썬다.

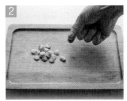

② 찹쌀가루는 익반죽하여 새끼 손톱 크기로 빚는다.

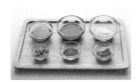

양념

참기름 1큰술, 소금 1/2큰술, 간장 1/2작은술, 다진 마늘 1작은술, 다진 파 1작은술, 참깨 1작은술, 올리브 오일 1큰술

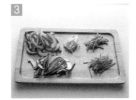

③ 당근과 표고버섯은 채 썰고, 달걀은 황백지단으로 부친 후 채 썬다.

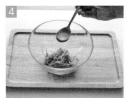

④ 숙주는 끓는 물에 살짝 데쳐 참기름, 소금으로 간한다.

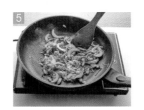

⑤ 애호박, 당근, 표고버섯 순으로 다진 파, 다진 마늘을 넣어 볶고 마지막에 황백지단, 찹쌀반죽, 숙주를 넣어 한 번 더 볶는다.

TIP
'월과'란 조선호박을 이야기하지만 일반적으로 쉽게 구할 수 있는 애호박으로 대체하며, 잡채에 들어가는 당면 대신 찹쌀가루 부꾸미를 넣은 음식이다.

연저육과
단호박 퓨레

- 표적 질환 모양체근 건강 유지, 수정체 기능 유지, 시신경 염증, 망막 출혈
- 카테고리 비타민 B
- 풍부한 영양소 돼지고기 – 비타민 B6 | 포도– 비타민 B12
- 인분 2인분 • 조리시간 1시간 20분

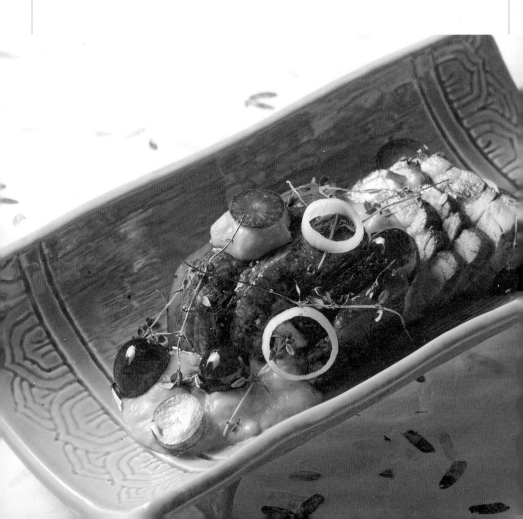

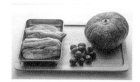

주재료

삼겹살 200g, 포도 10알, 단호
박 1/8개

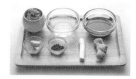

양념

삼겹살 데칠 양념

된장 4큰술, 대파 1개, 마늘 4
알, 생강 1/2개, 간장 1큰술, 통
후추 1큰술, 물 잠길 정도

퓨레

생크림 1/2컵, 버터 2큰술, 설
탕 1큰술, 소금 1작은술

타임 5줄기, 로즈마리 3줄기,
다래장 3큰술(123쪽 참고), 올
리브 오일 2큰술

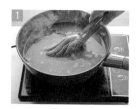

통삼겹살은 끓는 물에 넣어
5분 뒤 건져서 찬물에 한 번
씻어준 후 분량의 양념을
넣은 냄비를 45분간 중불에
서 익힌다.

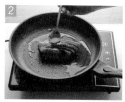

건져서 물기가 없어지면 다
래장을 발라 프라이팬에서
겉면을 굽거나 토치로 겉면
을 익힌다.

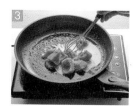

단호박은 삶아서 버터를 바
른 팬에서 으깨고, 생크림,
설탕, 소금을 넣어 졸여 퓨
레를 만든다.

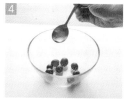

포도는 올리브 오일, 소금을
넣어 살짝 무친다.

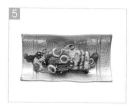

연저육은 먹기 좋은 크기로
자르고 퓨레, 포도, 허브를
함께 담는다.

TIP

연저육은 궁중에서 먹던 보양식 찜 요리로, 겉면에 다래장을 발라 바삭하게 구워야 맛있게 먹을 수
있다.

토마토밥
양배추찜

- 표적 질환 눈 피로회복, 수정체 영양 공급, 백내장 예방, 수정체 투명도 유지, 노화 방지
- 카테고리 비타민 C
- 풍부한 영양소 토마토 – 비타민 C | 양배추 – 비타민 C | 돼지고기 – 비타민 B
- 인분 2인분   • 조리시간 1시간

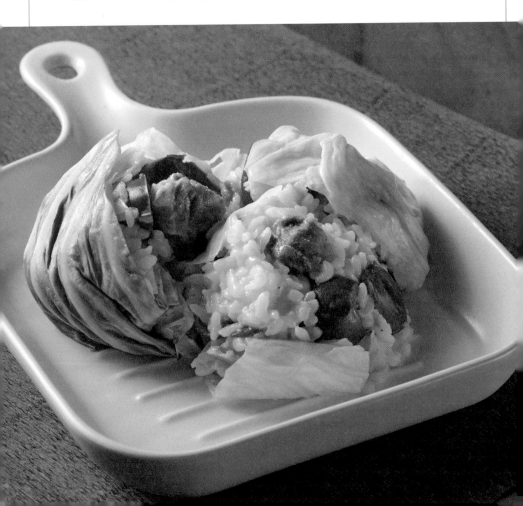

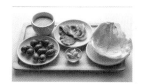

주재료
방울토마토 10알, 목살 100g,
마늘 5알, 양배추 3장, 쌀
200g

양념
식용유 1큰술, 소금 1작은술,
후추 1꼬집

냄비에 기름을 두르고 소
금, 후추로 간을 하여 목살
과 마늘을 센 불에서 기름
을 빼가며 굽는다.

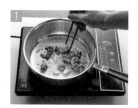

1의 냄비에 불린 쌀과 방울
토마토를 넣고 물을 넣어
밥을 짓는다.

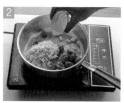

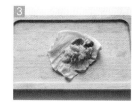

2의 완성된 밥을 프라이팬
에 옮겨 살짝 볶고, 데쳐낸
양배추에 올린다.

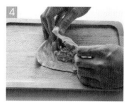

양배추를 말아 싼 후 먹기
좋은 크기로 자른다.

TIP
밥을 지을 때 토마토에서 물이 나오므로 평소 밥의 물보다 적게 잡는 것이 좋다.

고추찜과 레몬 드레싱

- 표적 질환 눈 피로회복, 백내장 예방, 눈 노화 방지, 모양체근 건강, 수정체 기능 유지
- 카테고리 비타민 C
- 풍부한 영양소 고추 – 비타민 C | 레몬 – 비타민 C | 돼지고기 – 비타민 B1 · 비타민 B6
- 인분 2인분　　• 조리시간 30분

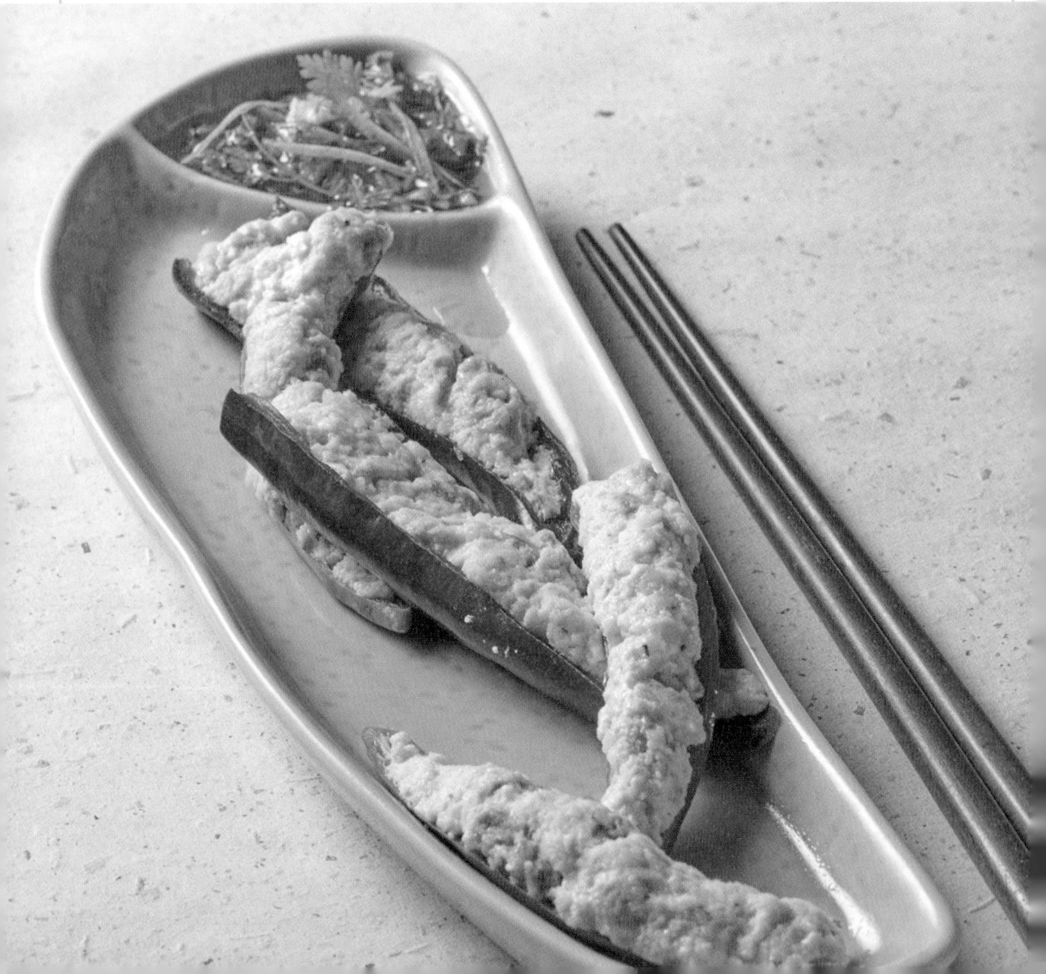

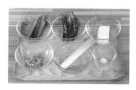

주재료

청고추 4개, 홍고추 4개, 다진 돼지고기 3큰술, 두부 1/5모, 대파 1개, 마늘 1알

양념

밀가루 3큰술, 간장 1큰술, 소금 1작은술, 매실청 1작은술, 후추 약간

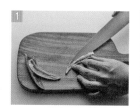

청고추와 홍고추는 꼭지를 제거한 후 넓은 쪽에서 반을 갈라 씨를 제거한다.

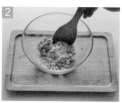

돼지고기는 핏물을 제거하고, 두부는 으깨어 면보로 짜서 물기를 제거한다. 다진 대파, 다진 마늘, 밀가루, 간장, 소금, 후추, 매실청을 넣고 반죽을 만든다.

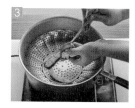

2를 1의 고추에 넣고 밀가루를 고추 겉면에 한 번 발라준 후 15분 찜기에 찐다.

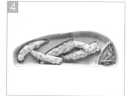

만들어둔 레몬 드레싱을 곁들인다.(194쪽 참고)

TIP

고추찜을 찔 때 뚜껑을 중간에 열지 않아야 고추가 물러지지 않는다.

옥수수
완두콩전

- 표적 질환 눈 염증 예방, 각막 유지, 단백질 변성 예방
- 카테고리 비타민 B
- 풍부한 영양소 옥수수 – 비타민 B2 | 완두콩 – 루테인
- 인분 2인분   • 조리시간 20분

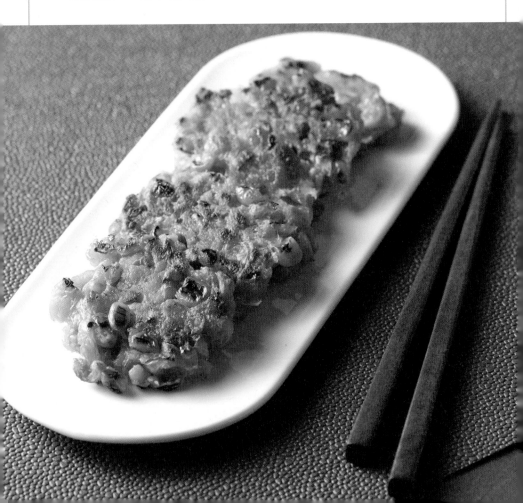

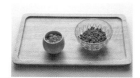

주재료

옥수수콘 10큰술, 완두콩 3큰술

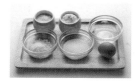

양념

밀가루 2큰술, 부침가루 2큰술
소금 2작은술, 설탕 1작은술,
달걀 1개, 식용유 1큰술

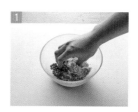

옥수수콘은 1/3은 다지고,
2/3는 원형 그대로 두어 완
두콩과 섞은 후 분량의 양
념 재료를 모두 섞어 잘 치
댄다.

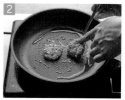

팬에 기름을 두르고 반죽을
한 숟가락씩 떠 넣고 지진다.

TIP

기름이 달궈지지 않은 상태의 팬에 반죽을 올리면 퍼지거나 들러붙기 때문에 온도를 올린 후에 반
죽을 올려 지진다.

고구마
큐브 샐러드

- 표적 질환 로돕신 재합성, 활성 산소 제거, 노화 예방, 야맹증, 눈 피로회복
- 카테고리 안토시아닌
- 풍부한 영양소 고구마 – 안토시아닌 | 토마토 – 비타민 E | 땅콩 – 비타민 E
- 인분 2인분   • 조리시간 40분

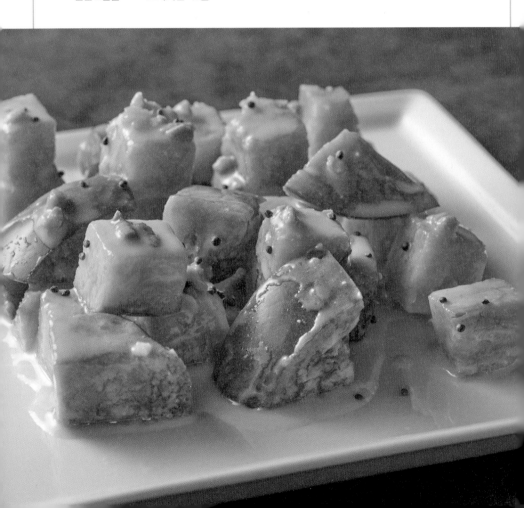

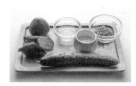

주재료

고구마 2개, 토마토 1개, 플레인 요거트 1개, 오이 1개, 땅콩 1큰술, 꿀 1큰술

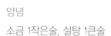

양념

소금 1작은술, 설탕 1큰술

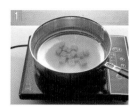

고구마는 2X2cm로 썰어 설탕물에 익힌다.

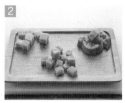

토마토는 자색 고구마와 비슷한 크기로 자르고 씨를 제거한다. 오이도 2X2cm로 썬다

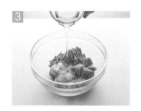

1, 2를 그릇에 담고 플레인 요거트, 소금, 설탕, 꿀을 넣어 버무린다.

TIP

플레인 요거트 대신 다른 맛의 요거트를 사용하여도 맛있게 먹을 수 있다.

고구마
부꾸미

• 표적 질환 눈 피로회복, 체내 활성 산소 제거, 노화 방지, 백내장 예방, 안구건조증, 야맹증

• 카테고리 비타민 E

• 풍부한 영양소 땅콩 – 비타민 E | 고구마 – 비타민 E | 버터 – 비타민 A

• 인분 2인분 　 • 조리시간 30분

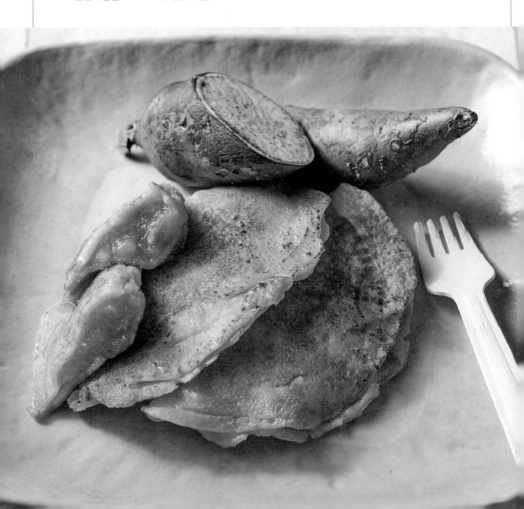

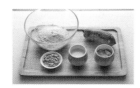

주재료

찹쌀가루 2컵, 우유 120ml, 고
구마 1개, 땅콩 2큰술, 수수가
루 1컵

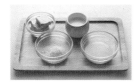

양념

버터 50g, 꿀 3큰술, 소금 1작
은술, 설탕 1큰술

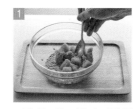

고구마는 삶고 꿀과 다진 땅
콩을 넣고 비벼가며 으깬다.

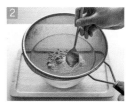

찹쌀가루, 수수가루, 소금,
설탕을 섞어 체로 내리고
우유를 조금씩 넣으며 걸쭉
한 크레페 반죽 정도의 농
도로 반죽한다.

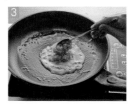

팬에 버터를 두르고 반죽을
둘러 반 정도 익으면 1의 고
구마 속재료를 넣고 반죽을
반 접어 고루 익힌다.

TIP
기름을 너무 두르면 찹쌀가루가 다 흡수되므로 적당량을 사용하는 것이 좋다.

보신
호박범벅

- 표적 질환 노화에 의한 황반변성 예방, 안구건조증 예방, 눈물양 유지
- 카테고리 루틴
- 풍부한 영양소 늙은 호박 – 루틴 | 고구마 – 비타민 A
- 인분 2인분   • 조리시간 30분

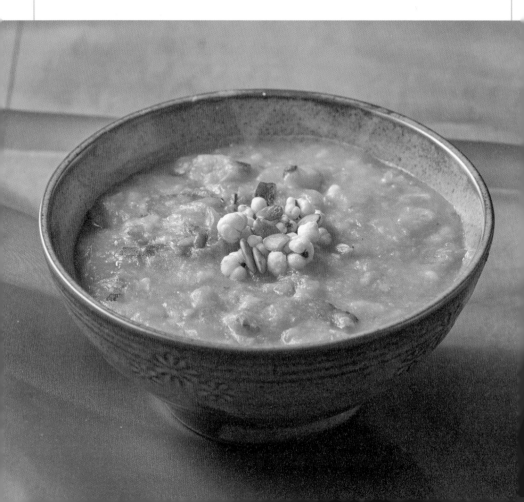

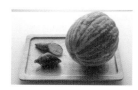

주재료

늙은 호박 1개, 고구마 1개

양념

찹쌀가루 2컵, 설탕 3큰술, 소
금 1/2큰술

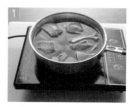

1. 늙은 호박을 4등분하여 씨
를 긁어내고 겉껍질을 칼로
벗겨 큼직하게 토막 내고
큼직하게 썬 고구마와 함께
자작할 정도로 물을 붓고
끓인다.

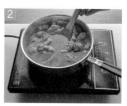

2. 1의 호박과 고구마가 다 익었
으면 나무 주걱으로 으깬다.

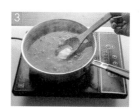

3. 찹쌀가루는 물을 넣어 죽
농도로 반죽하여 2에 넣고
약한 불에서 잘 섞은 후 소
금, 설탕을 넣어 간을 한다.

TIP
찹쌀 죽 대신 찹쌀 옹심이를 만들어 넣어도 별미다.

유자 소스를 곁들인
인삼 찹쌀 튀김

- 표적 질환 체내 혈관 노폐물 제거, 눈 기능 향상
- 카테고리 진세노사이드
- 풍부한 영양소 인삼 – 진세노사이드
- 인분 2인분   • 조리시간 40분

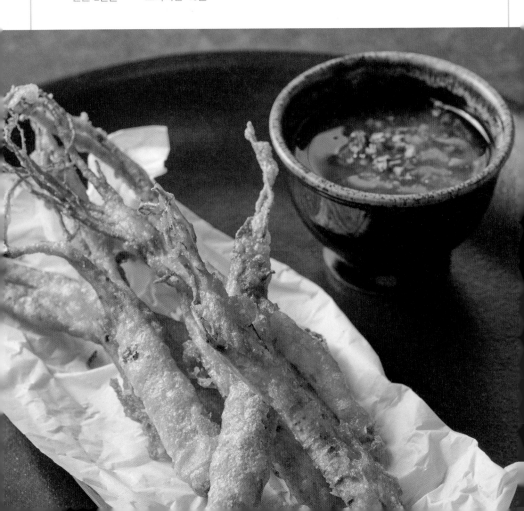

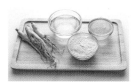

주재료

인삼 4개, 찹쌀가루 1컵, 맥주
1컵, 식용유 4컵

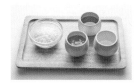

유자 소스

유자청 100g, 올리브 오일
50ml, 소금 20g, 물 25ml

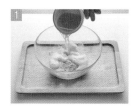

찹쌀가루에 맥주를 섞어 반
죽물을 만든다.

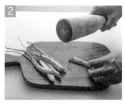

인삼은 흙을 잘 닦아 절반
을 가르고, 뇌두 부분은 두
드린다.

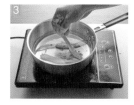

인삼에 반죽을 묻히고, 170
도의 기름에서 살짝 튀긴다.

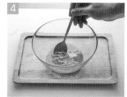

분량의 재료를 섞어 유자
소스를 만들어 곁들인다.

TIP

인삼은 튀겨 따뜻하게 먹으면 특유의 쓴맛이 조금 감소되므로 누구나 먹을 수 있다.

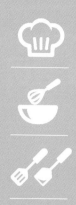

건강한 눈을 위한
맛있는 요리

{ 생선, 해산물 }

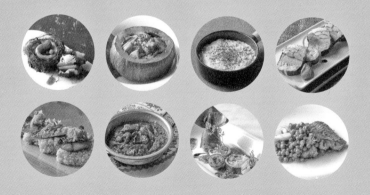

다래장을 곁들인 마늘종
감태 장어 말이

• 표적 질환 안구건조증, 노화 방지, 눈 피로회복, 신경 질환

• 카테고리 비타민 A

• 풍부한 영양소 장어 – 비타민 A | 감태 – 비타민 A | 들기름 – 오메가 3

• 인분 2인분 • 조리시간 40분

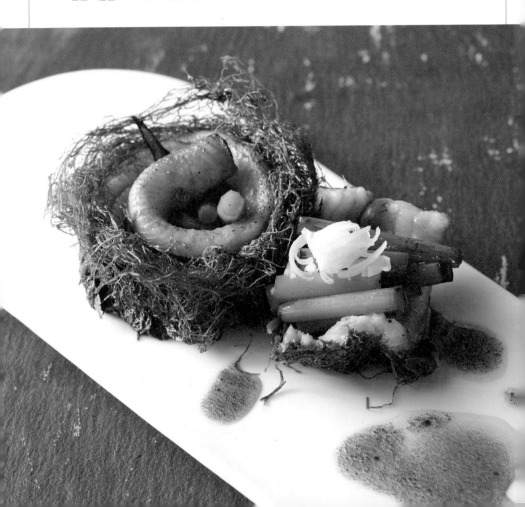

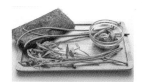

주재료

장어 1마리, 감태 1장, 마늘종 3줄기, 미나리 5줄기

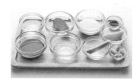

양념

다래장(다린 맛간장)

간장 10큰술, 물엿 8큰술, 통마늘 2알, 설탕 5큰술, 대파(흰 부분) 1개, 양파 1/6개, 사과 1/8개, 통후추 8알, 미림 10큰술

들기름 1큰술, 소금 2작은술, 통후추 2알, 식용유 1작은술

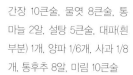

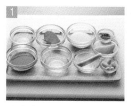

분량의 다래장 재료를 모두 넣고 약불에서 30분간 졸여 다래장을 준비한다.

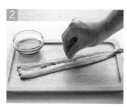

장어는 들기름을 고루 발라 주고, 소금과 후추로 밑간을 한다.

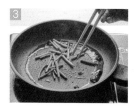

마늘종은 식용유를 두른 팬에 소금으로 간하여 볶다가 다래장 1작은술을 넣어 양념을 입히며 익힌다.

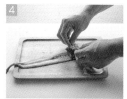

장어의 껍질이 바깥 면으로 가게 한 후 마늘종을 넣고 말고 살짝 데친 미나리를 살짝 롤 형태로 묶는다.

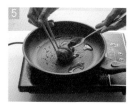

팬에 기름을 두르고 중불에서 굴리며 천천히 익히고, 다 익었을 때 1번의 다래장을 발라가며 굽는다.

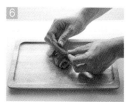

완성된 장어롤에 감태를 감고, 들기름을 뿌려 완성한다.

TIP

장어는 열을 가하면 수축하는데 껍질 쪽부터 구우면 덜 수축시킬 수 있다.

매운
장어 단호박찜

- 표적 질환 안구건조증, 야맹증, 눈 피로회복, 눈 노화 방지, 백내장 예방
- 카테고리 비타민 A
- 풍부한 영양소 장어 – 비타민 A | 호박 – 비타민 E | 들기름 – 오메가 3
- 인분 2인분   • 조리시간 40분

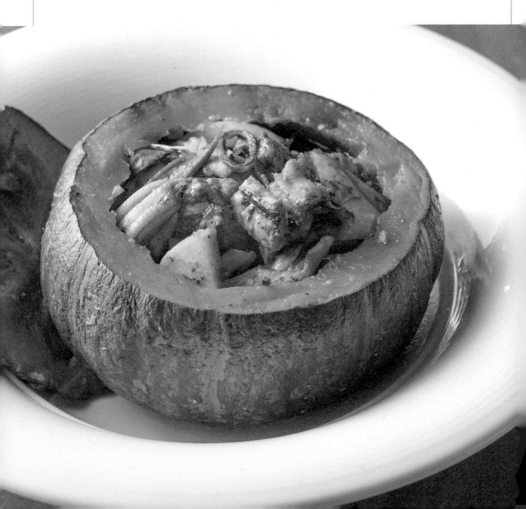

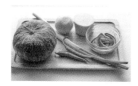

주재료

단호박 1개, 장어 1마리, 청양
고추 2개, 대파 1개, 무 1/8개,
양파 1개

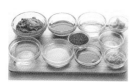

양념

매운 양념

들기름 3큰술, 설탕 2와 1/2큰
술, 다진 마늘 2와 1/2큰술, 생
강 1큰술, 고춧가루 4큰술, 진
간장 3큰술, 물 1컵, 물엿 2큰
술, 고추장 2큰술, 맛술 2큰술

식용유 1큰술, 소금 1작은술,
백후추 1/3작은술

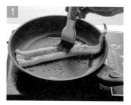

① 장어는 소금, 후추, 들기름
으로 밑간하고 팬에 식용유
를 둘러 중불에서 껍질 쪽
부터 70%만 익힌다.

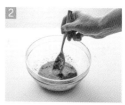

② 분량대로 재료를 넣어 매운
양념을 만든다.

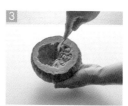

③ 단호박은 꼭지 부분을 크게
도려내어 씨를 파내고, 양
파는 큼직하게 썰고 청양고
추, 대파는 어슷 썰고, 무는
0.5cm 크기로 나박 썬다.

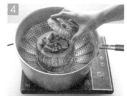

④ 장어와 채소, 양념을 모두
섞어 단호박에 담고 뚜껑을
덮어 찜기에서 30분간 찐다.

TIP

단호박에 매운 양념이 골고루 들어갈 수 있도록 구멍을 뚫어 익힌다.

연어, 우유 달걀찜

- 표적 질환 안구건조증, 눈 피로회복, 백내장 예방, 수정체 투명도 유지, 야맹증
- 카테고리 비타민 D
- 풍부한 영양소 우유 – 비타민 D | 연어 – 비타민 D · 오메가 3 | 달걀 – 비타민 D
- 인분 2인분　· 조리시간 40분

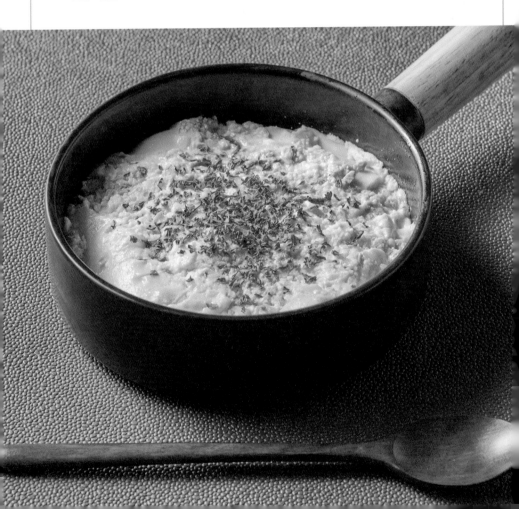

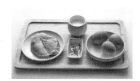

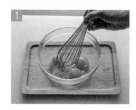

주재료
달걀 3개, 우유 150㎖, 연어
50g, 실고추 약간

달걀은 볼에 옮긴 후 소금
을 넣고 잘 섞는다.

연어는 잘게 다진다.

양념
소금 1작은술

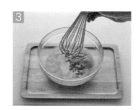

1과 2를 잘 섞고 우유를 넣
어준 후 실고추를 올려 내
열 용기에 랩을 씌우고 15분
간 찐다.

TIP
달걀물을 체에 한 번 내리면 더욱 부드러운 계란찜을 먹을 수 있다.

참치 마요
무스비

- 표적 질환 안구건조증
- 카테고리 DHA, EPA
- 풍부한 영양소 참치 – DHA·EPA
- 인분 2인분   • 조리시간 20분

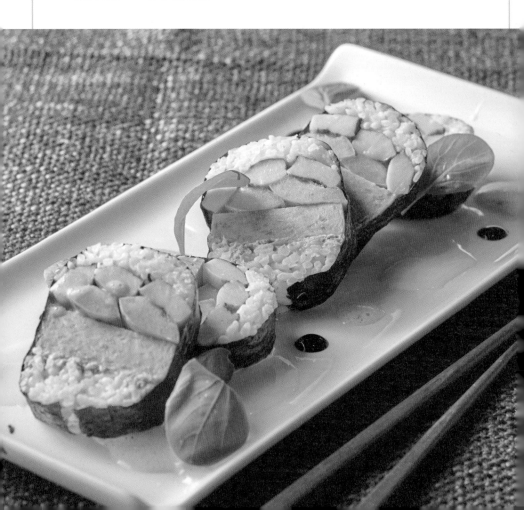

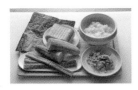

주재료

참치 1캔, 스팸 1캔, 맛살 3줄, 밥 200g, 김밥용 김 2장, 오이 1개

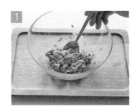

① 참치는 기름을 빼준 후, 마요네즈와 소금으로 간한다.

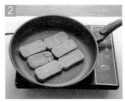

② 스팸은 1cm 두께로 편 썰어 프라이팬에 익힌다.

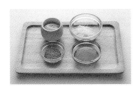

양념

소금 2작은술, 마요네즈 1큰술, 참기름 2큰술, 참깨 1작은술

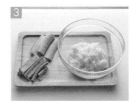

③ 밥은 참기름, 소금으로 간하고 오이는 씨를 발라 캔 크기에 맞추어 자른다.

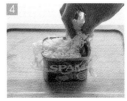

④ 캔 안에 랩을 펼쳐 넣고 밥, 참치, 스팸, 맛살, 오이, 밥 순으로 눌러 담는다.

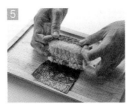

⑤ 랩째 꺼내 김밥용 김으로 말고 먹기 좋게 썬다.

TIP
내용물은 원하는 대로 바꾸어도 좋다.

와사비 크림치즈를 곁들인
연어와 사과 글레이징

- 표적 질환 망막 노화 방지, 눈의 자외선 노출 보호, 망막 DNA 손상 방지, 백내장 예방
- 카테고리 아스타크산틴
- 풍부한 영양소 연어 – 아스타크산틴
- 인분 2인분 • 조리시간 25분

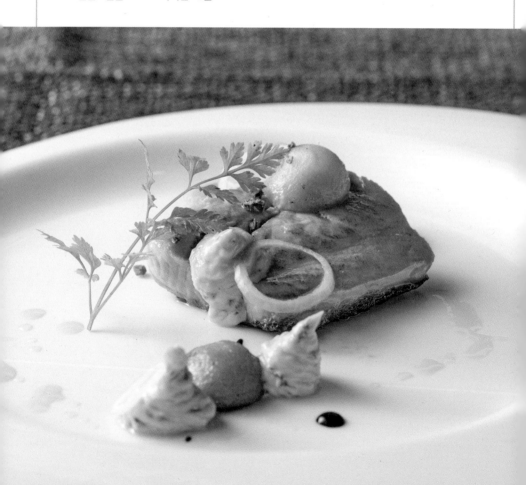

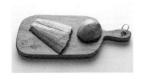

주재료

연어 200g, 사과 1/2개

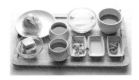

양념

와사비 크림치즈

와사비 1작은술, 크림치즈 4큰
술, 꿀 1작은술, 레몬즙 1작은술

버터 2큰술, 설탕 2큰술, 오렌
지 주스 1/3컵, 올리브 오일 1
큰술, 타임 약간

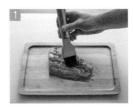

연어는 모양을 잡아 자르고
타임을 올린 후 올리브 오
일을 바른다.

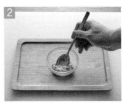

와사비 크림치즈는 분량의
재료를 섞어 만든다.

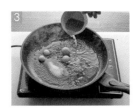

사과는 먹기 좋은 크기로
모양내어 버터를 녹인 팬에
살짝 볶은 후 오렌지 주스,
설탕을 넣고 약한 불에서
끼얹으며 조린다.

TIP

연어는 겉면을 살짝 익혀주면 먹을 때 자르기도 쉽고, 재미있는 식감을 느낄 수 있다.

무생채를 곁들인
고등어 현미 주먹밥

- 표적 질환 안구 운동 장애, 눈 염증 예방, 시신경 위축 예방
- 카테고리 비타민 B
- 풍부한 영양소 무 – 비타민 B2 | 현미 – 비타민 B1 | 들기름 – 오메가 3
- 인분 2인분 • 조리시간 50분

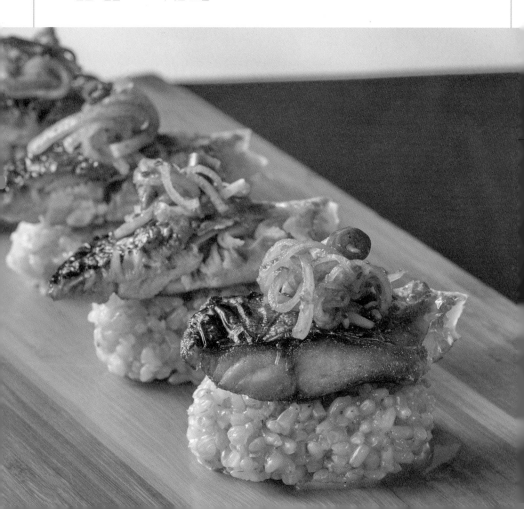

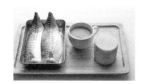

주재료

무 200g, 간고등어 1/2마리,
현미 쌀 150g

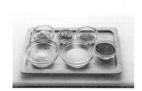

양념

무생채 양념

소금 1/3큰술, 흰 설탕 1큰술,
고운 고춧가루 1큰술, 간 마늘
1작은술, 다진 파 1작은술, 깨
소금 1작은술

들기름 1큰술, 식용유 1큰술,
소금 1작은술

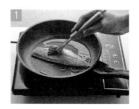

불린 현미 쌀로 밥을 짓고
간고등어는 기름을 두르고
껍질 쪽부터 굽다가 모두
익으면 빼기 직전 들기름을
한 번 뿌린다.

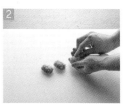

현미 쌀에 들기름, 소금으로
간을 하고, 먹기 좋은 한 입
크기로 모양을 잡는다.

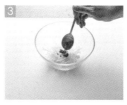

무는 채 썰어 분량의 무생채
양념 재료를 넣고 무친다.

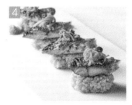

현미 밥에 고등어, 무생채를
올려 주먹밥을 만든다.

TIP

- 채 썬 무는 소금과 설탕을 넣고 10분 정도 절여 나오는 물을 꼭 짜준 후 무쳐야 무생채에서 물이
  나오지 않고 아삭함 식감을 살릴 수 있다.
- 현미 쌀로 밥을 지을 때는 일반 밥보다 밥물을 많이 잡는다.

고등어
김치 짜글이

• 표적 질환 안구건조증

• 카테고리 DHA, EPA

• 풍부한 영양소 고등어 – DHA · EPA | 돼지고기– 비타민 B

• 인분 2인분　　• 조리시간 30분

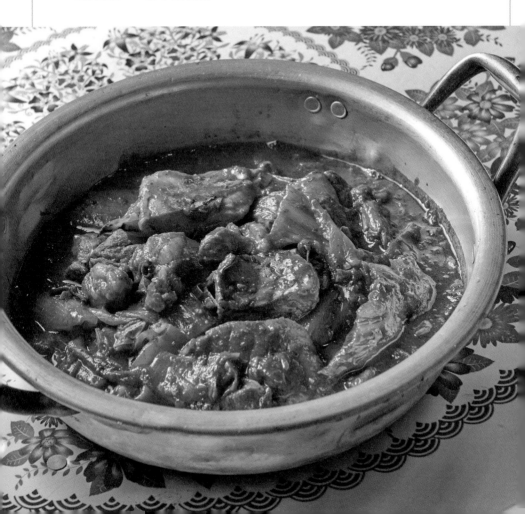

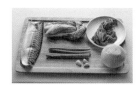

주재료

신김치 1/4포기, 돼지고기 150g, 대파 1개, 마늘 3알, 양파 1개, 고등어 1/2마리

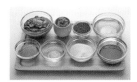

양념

고추장 1큰술, 된장 1작은술, 고춧가루 2큰술, 설탕 1작은술, 청주 1컵, 식용유 1큰술, 간장 1큰술, 참기름 1큰술

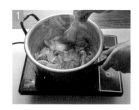

냄비에 식용유를 두르고, 돼지고기와 양파를 볶다 신김치를 넣고 돼지고기가 70% 정도 익을 만큼 볶는다.

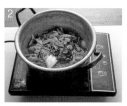

고등어를 넣고 마늘은 으깨고, 대파는 어슷 썰어 나머지 양념을 냄비에 넣은 후 식재료가 잠길 정도로 물을 붓고 센 불에서 끓인다.

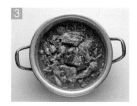

물이 자작자작해지면 불은 중불로 줄이고 간장, 참기름을 넣어 좀 더 뒤적이며 끓인다.

TIP

물 대신 다시마나 멸치 육수를 사용해도 좋다.

통들깨
된장 고등어찜

- 표적 질환 안구건조증
- 카테고리 DHA, EPA
- 풍부한 영양소 고등어 – DHA・EPA | 들깨 – 오메가3
- 인분 2인분   • 조리시간 50분

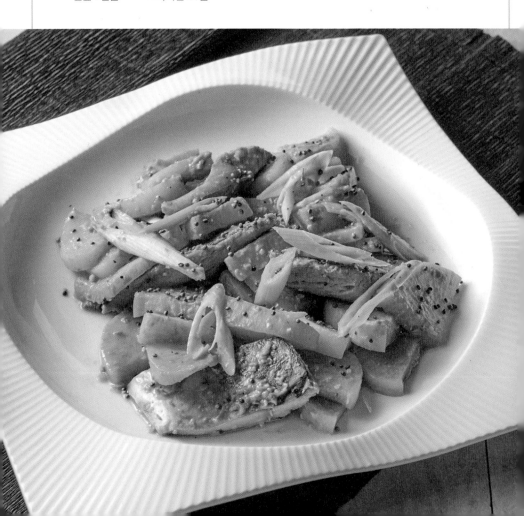

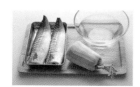

주재료

고등어 1마리, 소주 1/2병, 무
1/2개

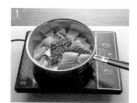

두꺼운 냄비에 큼직하게 썬
무, 고등어 순으로 넣는다.
이때 대파, 통들깨를 제외한
모든 재료를 넣는다.

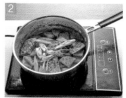

센 불에서 끓이다가 끓어오
르면 중약불로 줄여 물을
끼얹으며 조린다.

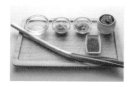

양념

된장 2와 1/2큰술, 맛술 1/2컵,
통들깨 4큰술, 다진 마늘 1큰술,
다진 생강 1작은술, 대파 1개

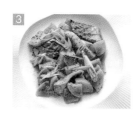

자작하게 졸면 통들깨와 어
슷 썬 대파를 넣고 고루 섞
고 완성 접시에 담는다.

TIP

고춧가루와 고추장을 넣어 칼칼한 맛이 나는 고등어찜으로도 즐길 수 있다.

오렌지 소스를 곁들인
고등어구이

- 표적 질환 안구건조증, 눈 피로회복, 백내장 예방, 수정체 투명도 유지, 야맹증
- 카테고리 비타민 C
- 풍부한 영양소 오렌지 – 비타민 C | 고등어 – DHA | 버터 – 비타민 A
- 인분 1인분   • 조리시간 40분

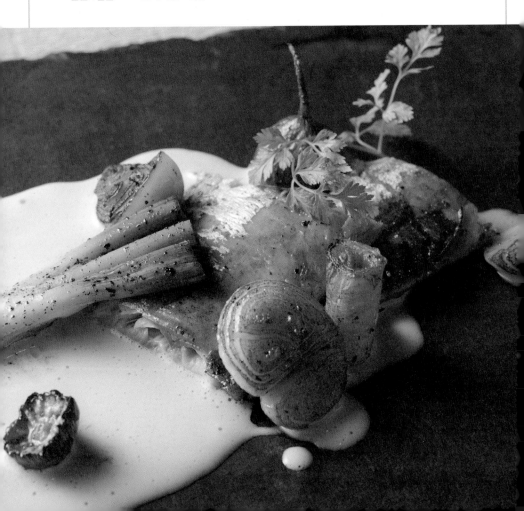

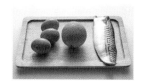

주재료
오렌지 1개, 고등어 1/2개, 달
걀 3개

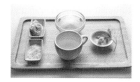

양념
버터 1/8개, 화이트 와인 1/2
컵, 설탕 1작은술, 소금 1큰술,
처빌 1줄기(생략 가능)

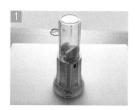

오렌지는 껍질을 제거하고 곱게 갈아 체에 내려 즙을 만든다.

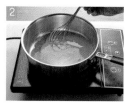

냄비에 달걀노른자와 설탕을 혼합해서 휘핑한다.

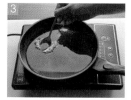

냄비에 불을 중약불로 켠 후, 오렌지즙 4/5컵과 화이트 와인 1/3컵을 넣고 휘핑하여 농도가 나기 시작하면 불에서 내려 김이 나지 않을 때까지 조금 더 휘핑한다.

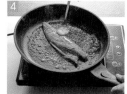

프라이팬에 버터를 넉넉히 두르고 고등어 껍질 면을 먼저 익혀준 후, 오렌지즙 1/5컵, 소금을 넣고 수저로 배면에 끼얹듯이 버터를 계속 뿌리며 익힌다.

TIP

버터를 끼얹듯이 익히면, 버터의 풍미와 오렌지의 향기가 깊숙이 스며들 수 있고 수분 손실을 줄일 수 있다.

완두콩 버터 구이와
대구 간장 조림

◇ ◇ ◇ ◇ ◇ ◇ ◇ ◇ ◇ ◇ ◇ ◇ ◇ ◇ ◇ ◇

- 표적 질환 단백질 변성 예방, 항산화, 야맹증, 안구건조증
- 카테고리 비타민 A
- 풍부한 영양소 대구 − 비타민 A | 버터 − 비타민 A | 완두콩 − 루테인 | 치즈 − 비타민 A
- 인분 2인분   • 조리시간 40분

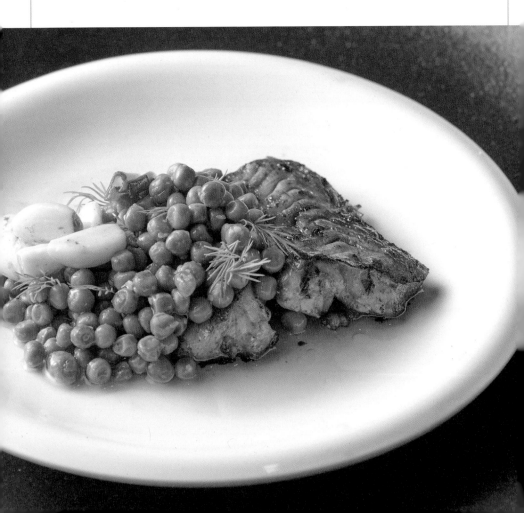

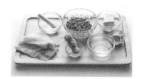

주재료

완두콩 1/2컵, 버터 4큰술, 대
구 1마리, 마늘 5알, 대파 1개,
청주 1/2컵, 생강 1개

양념

다래장 2큰술(123쪽 참고), 소
금 1작은술, 파마산 치즈 1큰술

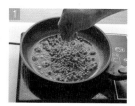
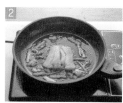

완두콩은 버터를 두른 팬에
소금을 조금 넣고 볶다가
완성 직전에 파마산 치즈로
간을 한다.

대구는 잘 손질하여 버터를
두른 팬에 으깬 마늘 3알,
대파의 흰 부분을 넣고 향
을 내준 후 대구를 껍질 쪽
부터 올린다.

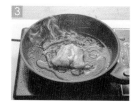
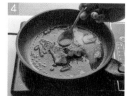

껍질 쪽이 익으면 뒤집고
센 불에서 청주를 넣어 플
랑베 한다.

3의 대구에 버터 1큰술, 다
래장 2큰술을 넣어 익힌다.

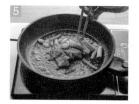

4에 남은 마늘과 대파를 넣
고 센 불에서 익힌다.

TIP

플랑베(Flambee)는 가열하여 조리할 때 술을 넣어 불을 빠르게 일으켜, 알코올 성분을 날린 후 요리
의 풍미를 살린다. 생선의 경우 비린내를 제거해주는 조리법이다.

강릉 아바이 순대와
포도 초간장

- 표적 질환 세포막 과산화 억제, 망막 구조 안정화, 수정체 노화 방지, 백내장 예방, 황반변성 예방
- 카테고리 타우린
- 풍부한 영양소 오징어 – 타우린 | 포도 – 비타민 B12
- 인분 2인분 • 조리시간 50분

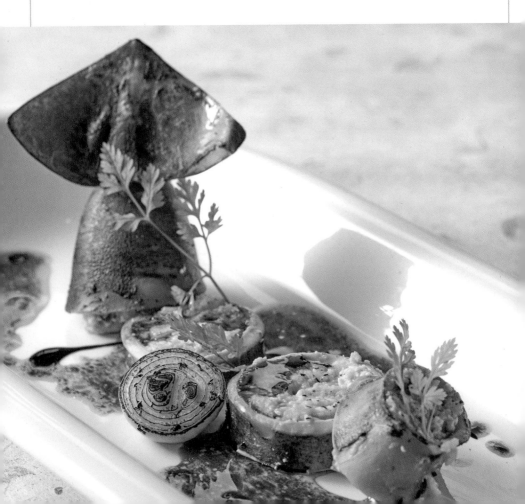

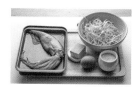

주재료

오징어 1마리, 콩나물 50g, 두부 1/3모, 달걀 1개, 밀가루 4큰술

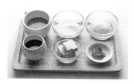

양념

포도 초간장

발사믹 식초 1컵, 오렌지 주스 1/2컵, 버터 30g, 설탕 4큰술

소금 1큰술, 후추 1작은술

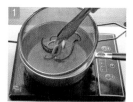

1. 오징어는 내장을 제거하고, 다리 부분은 사각으로 썰어 살짝 데친다.

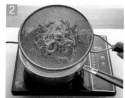

2. 두부는 물기를 꼭 짜고, 콩나물은 끓는 물에 4분간 데쳐 물기를 꼭 짠 후 다진다.

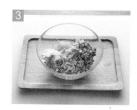

3. 두부, 콩나물, 달걀, 밀가루 2큰술, 오징어 다리, 소금, 후추를 잘 치대어 순대 속을 만든다.

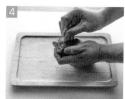

4. 오징어 몸통 안쪽에 밀가루를 고루 묻히고, 속을 단단히 집어넣어 끝부분을 꽂이로 고정한다.

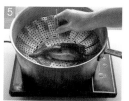

5. 4는 찜기에 넣고 5분에 한 번씩 뒤집고 오징어 속의 물기 제거를 위해 꼬지로 구멍을 뚫어가며 20분간 찐다.

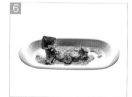

6. 분량대로 섞어 졸인 포도 초간장과 5를 좋은 크기로 잘라 담는다.

TIP
아바이 순대는 명태 순대를 말하지만 강릉 지방의 아바이 순대는 오징어 순대를 말한다.

들깨 아이올리를 곁들인
가리비 구이

- 표적 질환 세포막 과산화 억제, 망막 구조 안정화, 수정체 노화 방지, 백내장 예방,
  황반변성 예방, 눈 피로회복
- 카테고리 타우린
- 풍부한 영양소 가리비 – 타우린 | 레몬 – 비타민 C | 들깨 · 들기름 – 오메가 3
- 인분 2인분   • 조리시간 30분

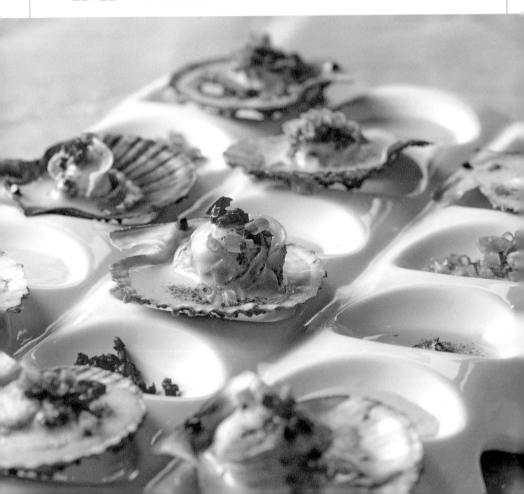

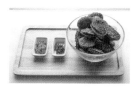

주재료

가리비 500g, 쪽파 3큰술, 홍
고추 1큰술

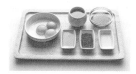

들깨 아이올리

달걀노른자 3개, 들기름 1/3
컵, 레몬즙 1개 분량, 통들깨 3
큰술, 꿀 1작은술, 머스터드 1
작은술

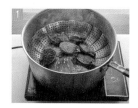

가리비는 잘 씻어 찜기에서
7분간 찐다.

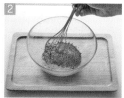

들깨 아이올리는 분량대로
섞어 휘핑한다.

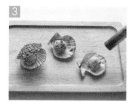

가리비의 위 뚜껑을 떼고,
가리비살 위에 아이올리를
올린 후 토치로 살짝 그을
린다.

TIP

가리비를 찔 때 소주나 맛술을 넣어주면 비린내를 더욱 잡을 수 있다.

깻잎 꽂게
된장찌개

• 표적 질환 노화에 의한 황반변성 예방

• 카테고리 루틴

• 풍부한 영양소 깻잎 – 루틴 | 꽂게 – 아스타크산틴

• 인분 2인분   • 조리시간 30분

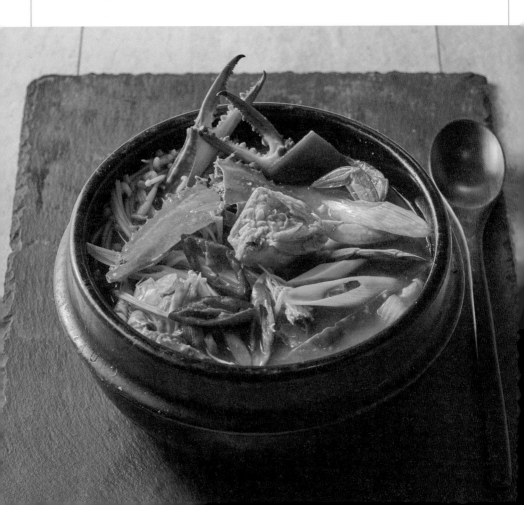

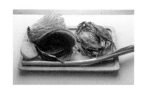

주재료

꽃게 2마리, 팽이버섯 1봉, 청
양고추 1개, 홍고추 1개, 양파
1/3개, 대파 1개, 깻잎 10장

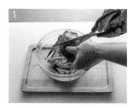

1

꽃게는 손질하여 4등분하고
뚝배기에 된장, 고추장, 물,
진간장, 다진 마늘, 다시마를
넣고 20분간 끓여 육수를
낸다.

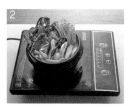

2

1에 꽃게, 팽이버섯, 청양고
추, 홍고추, 양파, 대파를 넣
고 끓기 시작하면 약불로 낮
추고 15분간 끓인다.

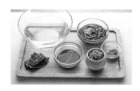

양념

된장 2큰술, 고추장 1큰술, 물
2컵, 진간장 1과 1/2큰술, 다진
마늘 1작은술, 다시마 1개

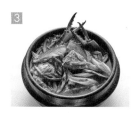

3

뚝배기의 불을 올리고 깻잎
을 위에 올려 완성한다.

TIP
꽃게는 오래 삶으면 살이 녹으므로 15분을 넘기지 않는다.

캐모마일
새우구이

- 표적 질환 망막 노화 방지, 눈의 자외선 노출 보호, 망막 DNA 손상 방지, 백내장 예방
- 카테고리 아스타크산틴
- 풍부한 영양소 새우 – 아스타크산틴 | 마늘 – 케르세틴 | 캐모마일 – 카마즈렌
- 인분 2인분   • 조리시간 25분

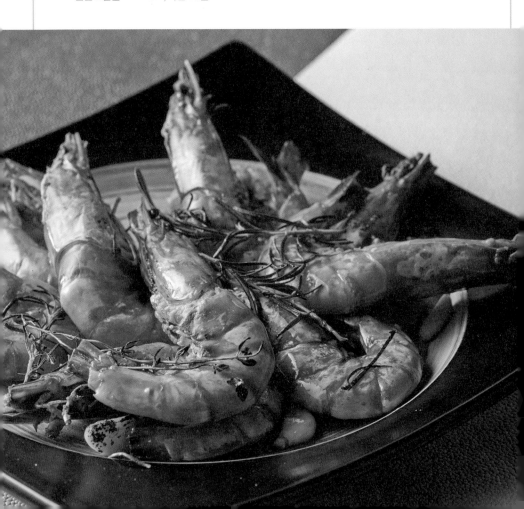

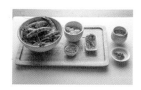

주재료

새우 300g, 캐모마일 소금 1
컵, 마늘 10알, 로즈마리 3줄
기(생략 가능)

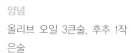

양념

올리브 오일 3큰술, 후추 1작
은술

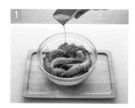

새우는 수염과 다리, 꼬리를
손질한 후 올리브 오일, 후
추를 넣어 마리네이드 한다.

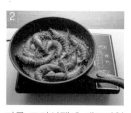

마른 프라이팬에 캐모마일
소금을 깔고 그 위에 새우,
마늘, 로즈마리를 올려 뚜껑
을 덮고 중불에서 익힌다.

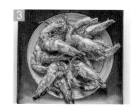

새우와 마늘, 로즈마리만 덜
어내 토칭을 한 번 한 후 접
시에 담는다.

TIP
먹기 직전 토치로 구워주면 향을 극대화 할 수 있다.

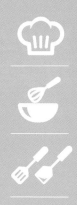

건강한 눈을 위한
맛있는 요리

{ 닭고기, 돼지고기, 소고기 }

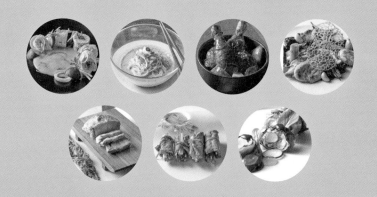

쌈밥의
재구성

- 표적 질환 야맹증, 안구건조증, 모양체근 회복, 수정체 기능 유지
- 카테고리 비타민 A
- 풍부한 영양소 버터 – 비타민 A | 우유 – 비타민 A | 삼겹살 – 비타민 B
  들기름 – 오메가 3 | 오렌지 – 비타민 B12
- 인분 2인분   · 조리시간 40분

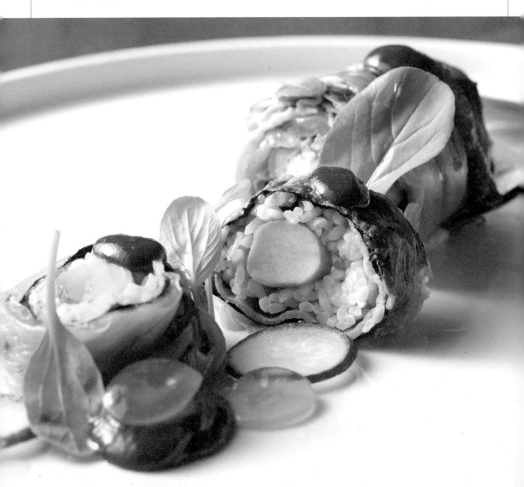

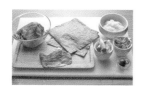

주재료

밥 1공기, 김치 1/5포기, 김 2
장, 대패삼겹살 6장, 미니 새
송이 50g, 레디쉬 1알(생략 가
능), 어린잎 약간

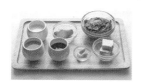

양념

고추장 소스

고추장 3큰술, 버터 3큰술, 우
유 1/2컵, 오렌지 주스 1/2컵,
마늘 3알, 사과 1/5개, 매실청
2큰술

들기름 2큰술, 소금 1작은술,
식용유 1큰술

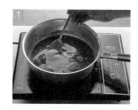

1

고추장 소스를 냄비에 넣고
걸쭉해질 때까지 졸인다.

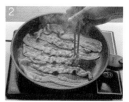

2

대패삼겹살은 버터를 두른
팬에서 익힌다.

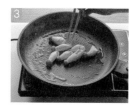

3

미니 새송이는 식용유를 두
른 팬에 소금으로 간하여
볶는다.

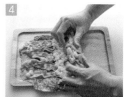

4

김치 위에 김, 대패삼겹살,
밥, 미니 새송이 순으로 올
려 김밥을 말듯이 만든다.

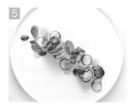

5

레디쉬는 얇게 썰고, 4의 쌈
밥말이는 먹기 좋은 크기로
썰어 1의 고추장 소스, 채소
와 함께 담고 들기름을 뿌
린다.

TIP

고추장 소스는 탈 수 있으므로 자주 저어주고 끓은 후에는 중약불에서 졸인다.

겨자 소스를 곁들인
화계선

◇ ◇◇ ◇◇ ◇◇ ◇◇ ◇◇ ◇◇ ◇◇ ◇◇ ◇◇ ◇◇ ◇

- 표적 질환 모양체근 건강 유지, 수정체 기능 유지
- 카테고리 비타민 B
- 풍부한 영양소 닭 – 비타민 B6
- 인분 2인분　　• 조리시간 50분

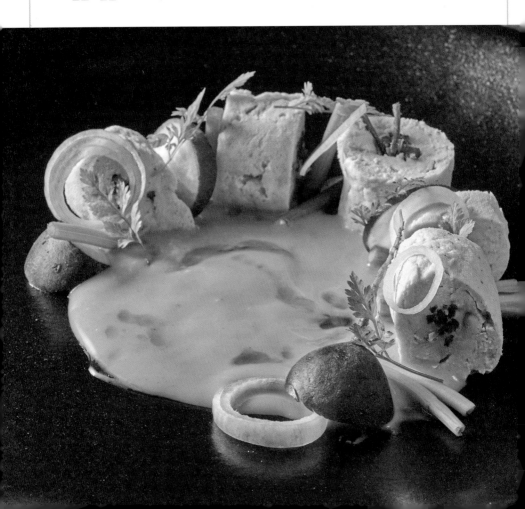

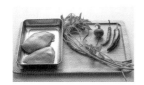

주재료

닭가슴살 2장, 청고추 1개, 홍
고추 1개, 미나리 5줄기, 레디
쉬 1알(생략 가능)

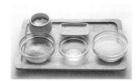

양념

겨자 소스

갠 겨자 50g, 마요네즈 20g,
설탕 50g, 식초 40g, 소금 1작
은술

맛술 2큰술, 후추 1꼬집, 소금
약간

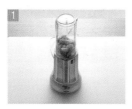

닭가슴살은 얇게 포를 떠서
맛술과 후추, 소금으로 밑간
한 후 믹서로 간다.

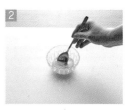

청고추, 홍고추는 채 썰고
겨자 소스는 분량의 재료대
로 섞는다.

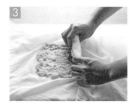

면보에 1의 닭가슴살을 펴
준 후, 청고추, 홍고추를 넣
어 모양을 잡고 찜기에 25
분간 찐다.

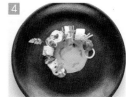

미나리와 레디쉬는 먹기 좋
게 썰고 한 곳에 담는다.

TIP

- 화계선은 닭으로 만든 꽃과 같이 예쁜 찜요리라는 뜻을 가진 전통음식이다.
- 화계선을 찜기에서 찔 때 찜기에 담긴 물 대신 향이 있는 술을 넣으면 화계선의 풍미가 더욱 좋아
  진다.

초계국수

- 표적 질환 모양체근 유지, 수정체 기능 유지, 눈 피로회복
- 카테고리 비타민 B
- 풍부한 영양소 닭고기 - 비타민 B6 | 검은깨 - 오메가 3 | 달걀 - 오메가 3 · 비타민 A2
- 인분 2인분   · 조리시간 1시간

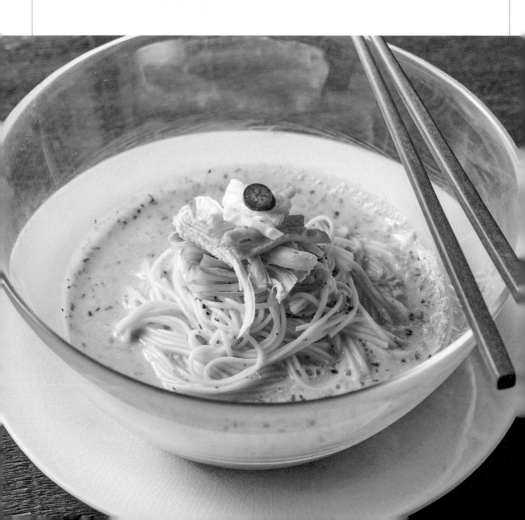

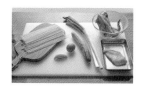

주재료

닭가슴살 1개, 중면 200g, 닭뼈 1마리 분량, 달걀 1개, 오이 1개, 대파 2개, 양파 1/4개

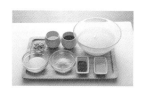

육수 양념

닭육수 3컵, 매실청 2큰술, 사과 식초 3큰술, 연겨자 2큰술, 잣 50g, 검은깨 30g, 소금 1큰술, 설탕 1큰술

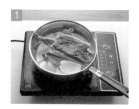

닭뼈는 끓는 물에 한번 데쳐서 찬물에 씻은 후 찬물에 닭뼈, 대파, 양파를 넣고 중불에서 40분간 끓여 육수를 낸다. 닭가슴살은 끓이고 있는 육수에 데친다.

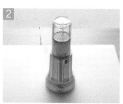

육수를 면보에 한 번 거른 후 차게 식혀 분량의 양념을 넣고 믹서로 간다.

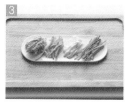

오이는 채 썰고, 달걀은 흰자와 노른자를 따로 부치고, 닭가슴살은 결대로 찢는다.

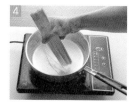

중면은 소금을 조금 넣은 끓는 물에서 삶아 찬물에 헹궈 식힌다.

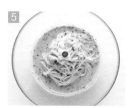

육수, 오이, 달걀지단, 닭가슴살과 함께 담는다.

TIP

소면, 중면을 삶을 때는 센 불에서 끓이고, 거품이 일어나면 얼음이나 찬물을 조금씩 넣어가며 익혀야 면의 탄력을 살릴 수 있다.

닭다리
된장조림

- 표적 질환 모양체근 유지, 수정체 기능 유지, 눈 피로회복, 백내장 예방
- 카테고리 비타민 B
- 풍부한 영양소 닭고기 – 비타민 B6 | 감자 – 비타민 C
- 인분 2인분 • 조리시간 1시간

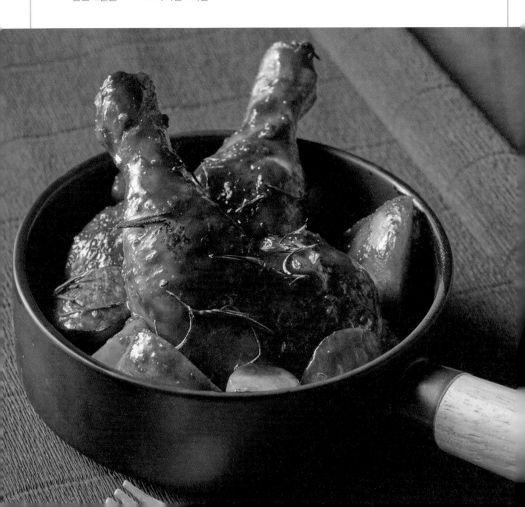

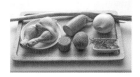

주재료

닭다리 2개, 당근 1/5개, 감자 1개, 쥬키니호박 1/2개, 양파 1 개, 대파 1개, 로즈마리 약간

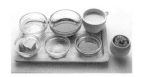

양념

버터 4큰술, 된장 3큰술, 다래 장 1큰술(123쪽 참고), 막걸리 1컵, 소금 1큰술, 참기름 1큰술, 물엿 1큰술

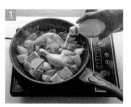

당근, 감자, 호박, 양파는 먹기 좋게 자르고, 닭다리는 버터를 두른 팬에서 소금으로 간하여 겉면을 센 불에서 익히다 된장을 넣어 함께 볶는다. 그런 다음 막걸리를 넣고 준비한 채소들을 모두 넣어 조린다.

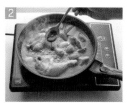

1에 남은 버터, 된장, 대파, 다래장, 물엿을 모두 넣고 조리다가 완성 직전 참기름을 넣고 센 불에서 한 번 볶는다.

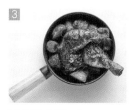

먹기 좋게 담는다.

TIP
육수가 어느 정도 조렸을 때 다래장과 참기름을 넣어 윤기를 더할 수 있다.

매콤 아로니아베리 소스와
닭가슴살 스테이크

- 표적 질환 로돕신 재합성, 활성 산소 제거, 노화 예방, 야맹증, 시력 보호, 눈 피로회복
- 카테고리 안토시아닌
- 풍부한 영양소 아로니아 – 안토시아닌 | 닭 – 비타민 B6
- 인분 2인분   • 조리시간 30분

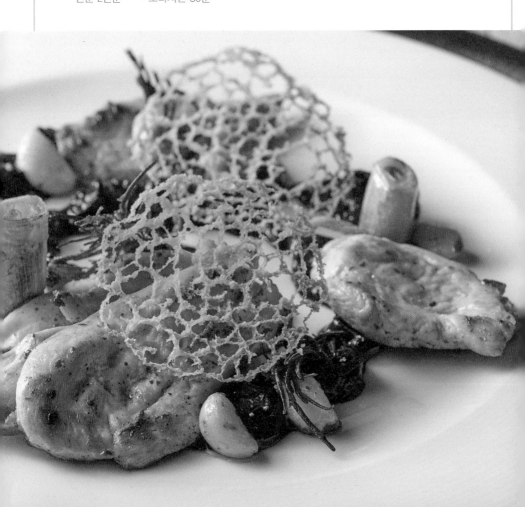

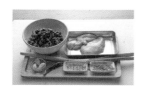

주재료

아로니아베리 100g, 닭가슴살 2개, 대파 1개, 마늘 3개, 청양고추 1개, 로즈마리 1줄기

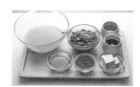

양념

버터 50g, 올리브 오일 2큰술, 사과 주스 300ml, 고추장 3큰술, 고춧가루 2큰술, 물엿 1큰술, 매실청 1큰술, 소금 1큰술, 후추 1작은술

튀일

밀가루 4/5큰술, 식용유 6큰술, 물 1큰술

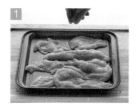

닭가슴살은 편으로 4등분하여 올리브 오일, 소금, 후추로 밑간한다.

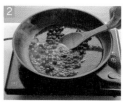

버터를 녹인 팬에 고추장, 고춧가루, 청양고추를 볶다가 아로니아베리, 사과 주스, 물엿, 매실청을 넣어 짓이기며 졸인다.

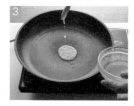

분량의 튀일 재료를 섞어 만들고 프라이팬을 기울여 물을 빼낸 후 모양을 만든다.

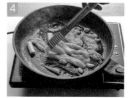

팬에 버터와 올리브 오일을 두르고, 허브와 대파, 마늘을 볶다가 1의 닭가슴살을 넣어 익힌 후 모양을 내어 담는다.

TIP

닭가슴살을 올리브 오일, 소금, 후추에 밑간할 때 대파, 마늘, 생강, 타임, 로즈마리 같은 향신 허브들도 함께 넣어주면 향이 더욱 좋다.

소고기 편채

- 표적 질환 노화에 의한 황반변성 예방, 눈 피로회복
- 카테고리 루틴
- 풍부한 영양소 부추 – 루틴 | 사과 – 비타민 C
- 인분 2인분   • 조리시간 50분

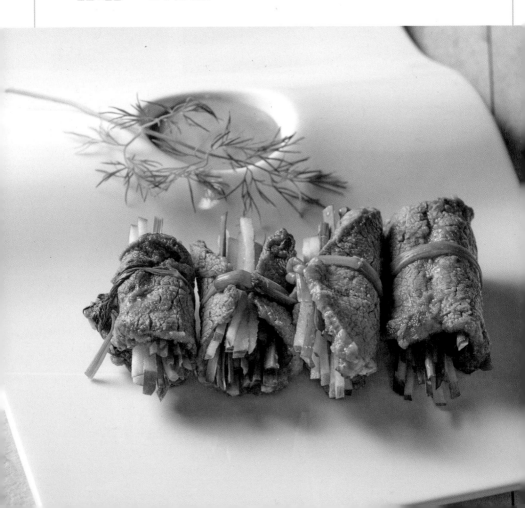

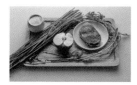

주재료

홍두깨 200g, 찹쌀가루 1컵,
부추 30g, 미나리 20g, 사과
1/2개

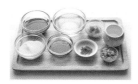

양념

소고기 양념

간장 1큰술, 맛술 1큰술, 설탕 1
작은술, 다진 마늘 1작은술, 다
진 대파 1작은술, 참기름 1작
은술, 후추 1작은술

식용유 1큰술

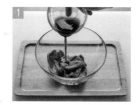

홍두깨는 0.1cm 정도로 얇
게 썰어 소고기 양념에 10
분간 재워놓았다가 수분기
를 제거한다.

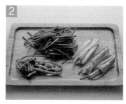

사과는 채 썰고 부추는
4cm 길이로 썰고 미나리는
뜨거운 물에 살짝 데쳐서
찬물에 식힌다.

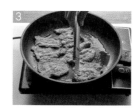

홍두깨에 찹쌀가루를 묻혀
기름 두른 팬에 양면을 고
루 익힌다.

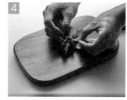

3에 사과 채, 부추 채를 넣
고 말아 미나리로 묶어 완
성한다.

TIP
겨자 소스(155쪽 참고)를 곁들이거나 차게 먹어도 맛있다.

통삼겹
녹차 수육

- 표적 질환 눈의 자외선 노출 보호, 안구진탕 예방
- 카테고리 케르세틴
- 풍부한 영양소 마늘, 녹차, 양파, 사과 – 케르세틴 | 돼지고기 – 비타민 B
- 인분 2인분   • 조리시간 1시간

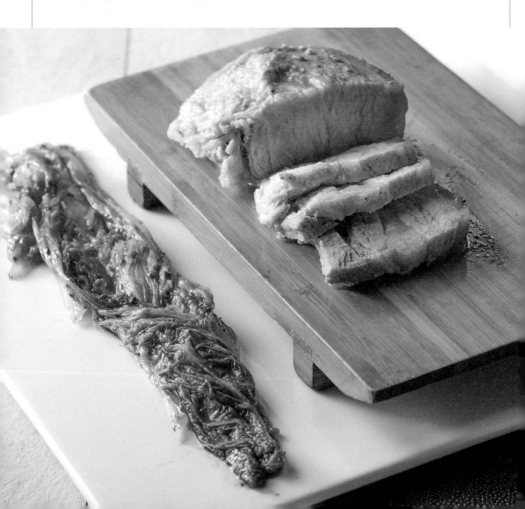

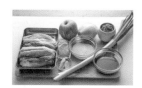

주재료

삼겹살 300g, 녹차 티백 3개,
양파 1개, 사과 1개, 마늘 5알,
대파 2개

양념

된장 3큰술, 간장 1큰술, 설탕
1작은술

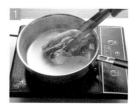

통삼겹살은 끓는 물에 5분
간 데친다.

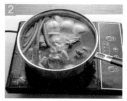

냄비에 찬물을 받아 통삼겹
살을 넣고 녹차 티백, 양파,
사과, 마늘, 대파, 그 외 양념
을 모두 넣어 끓인 후 중불
로 줄여 50분간 더 끓인다.

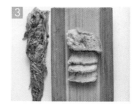

통삼겹살은 건져서 물기를
제거하고 먹기 좋은 크기로
썬다.

TIP
• 통삼겹살을 끓는 물에 살짝 데치는 이유는 잡피와 잡냄새 제거를 위함이다.
• 다래장, 캐모마일 소금, 들깨 소스, 포도 피클 등 어떠한 곁들임도 어울린다.

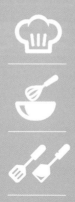

건강한 눈을 위한
맛있는 요리

{ 과일, 견과류 }

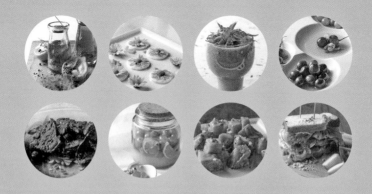

포도청

- 표적 질환 혈액 순환 촉진, 망막 혈관 도움, 눈 산화 억제, 눈 피로회복
- 카테고리 레스베라트롤
- 풍부한 영양소 청포도 − 레스베라트롤
- 인분 2인분　• 조리시간 25분

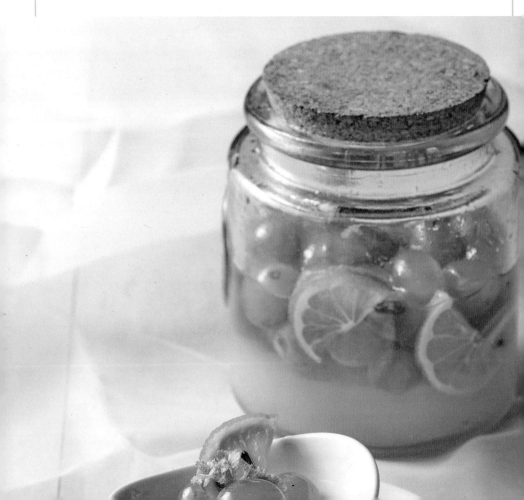

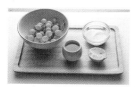

주재료

청포도 40알, 꿀 2큰술, 레몬
1/2개, 설탕 2컵

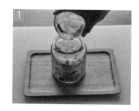

청포도는 잘 씻어 꿀, 설탕,
레몬이 사이사이에 들어가
도록 유리병에 담는다.

2 뚜껑을 열고 상온에서 하루 동안 숙성한 후 뚜껑을
덮고 상온에서 5일간 더 숙성한다.

3 숙성된 포도는 채반에 거르고 즙만 병에 옮겨 담아
냉장고에서 4일간 숙성한다.

4 차를 끓이거나 탄산수 등과 섞어서 마신다.

TIP
숙성 중 뚜껑을 한 번씩 열어 탄소를 빼줘야 폭발의 위험이 사라진다.

쌍포도
피클

• 표적 질환 혈액 순환 촉진, 망막 혈관 도움, 눈 산화 억제, 피로회복

• 카테고리 레스베라트롤

• 풍부한 영양소 청포도 – 레스베라트롤 | 적포도 – 레스베라트롤 | 브로콜리 – 루테인

• 인분 2인분   • 조리시간 15분

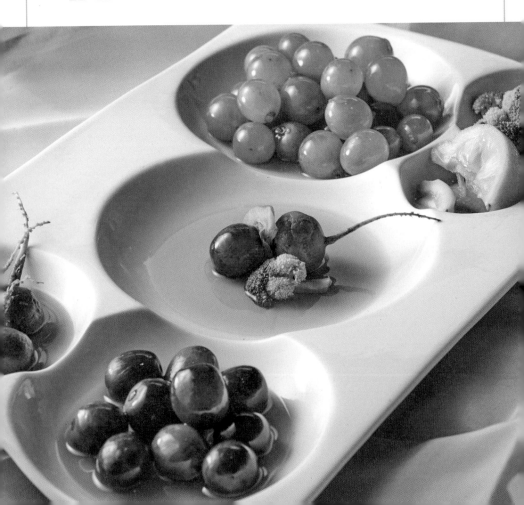

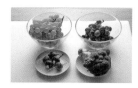

주재료

청포도 300g, 적포도 200g, 브로콜리 100g, 레디쉬 6알

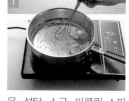

물, 설탕, 소금, 피클링 스파이스, 레몬을 넣고 설탕, 소금이 녹을 정도로 한 번 끓여준 후 식초를 넣고 식힌다.

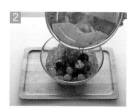

살짝 데친 브로콜리와 청포도, 적포도, 레디쉬를 밀봉이 가능한 용기에 담고 1을 부어 뚜껑을 열어 상온에서 12시간 숙성한다.

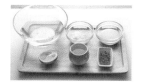

양념

물 3컵, 식초 1컵, 설탕 3/2컵, 소금 1큰술, 피클링 스파이스 1큰술, 레몬 1/2개

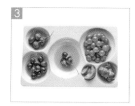

밀봉하여 냉장고에서 1일간 더 숙성한 후 맛있게 먹는다.

TIP

빠른 시간에 피클을 먹어야 한다면 1번의 결과물을 다 식히지 않고 열이 있는 상태에서 부어 피클을 빨리 숙성한다.

포도
크레페

- 표적 질환 혈액 순환 촉진, 망막 혈관 도움, 눈 산화 억제, 피로회복
- 카테고리 레스베라트롤
- 풍부한 영양소 적포도 – 레스베라트롤 | 땅콩 – 레스베라트롤
- 인분 2인분   • 조리시간 25분

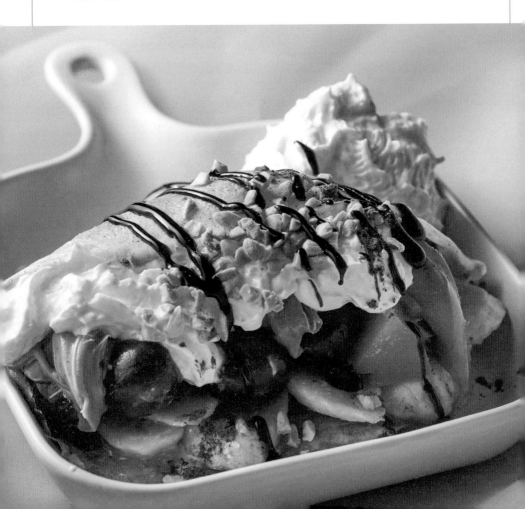

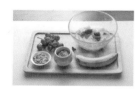

주재료

적포도 10알, 땅콩버터 4큰술,
후르츠 칵테일 3큰술, 땅콩 1
큰술, 바나나 1개

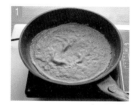

크레페 반죽을 만들어 부친다.

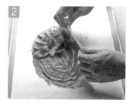

포도와 후르츠 칵테일, 땅콩
버터, 자른 땅콩, 슬라이스
한 바나나, 생크림을 1의 크
레페 위에 놓고 감싼다.

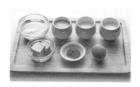

양념

크레페 반죽

밀가루 1/2컵, 설탕 1큰술, 달걀
1개, 우유 1컵, 버터 20g(중탕)

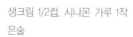

생크림 1/2컵, 시나몬 가루 1작
은술

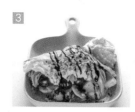

접시에 담고 시나몬 가루를
뿌려준 후 생크림과 재료들
로 완성한다.

TIP

크레페 반죽은 사용하지 않고 두면 반죽이 분리되므로 한 번에 모두 사용하는 것이 좋다.

청포도 속성
물회

• 표적 질환 혈액 순환 촉진, 망막 혈관 도움, 눈 산화 억제, 피로회복

• 카테고리 레스베라트롤

• 풍부한 영양소 청포도 – 레스베라트롤

• 인분 2인분　• 조리시간 20분

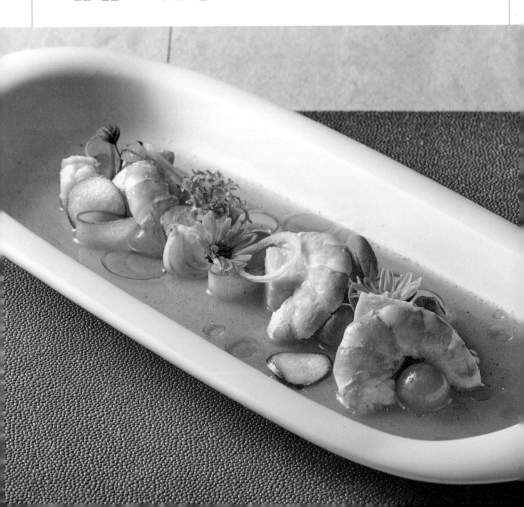

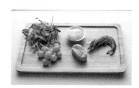

주재료

청포도 10알, 관자 1개, 새우 1개,
어린잎 10g

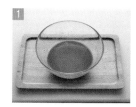

속성 물회 육수를 만들어서
살짝 얼린다.

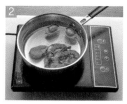

냄비에 레몬즙을 내고 난
레몬 껍질을 넣고 올리브
오일, 소금을 넣고 물이 끓
으면 관자, 새우를 넣어 데
친다. .

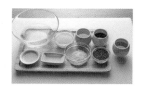

양념

속성 물회 육수

사이다 1캔, 사과즙 4큰술, 생
강즙 1/2큰술, 식초 2큰술, 레
몬즙 1/2큰술, 매실청 1큰술,
고운 고춧가루 2큰술, 소금 1
작은술

올리브 오일 약간

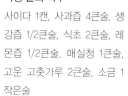

청포도는 먹기 좋게 자른다.

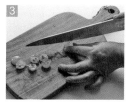

그릇에 담는다.

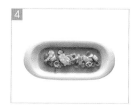

TIP

해산물을 데칠 때 식초나 레몬 같은 신맛(ACID) 성분을 첨가하면 탄력 있는 식감을 얻을 수 있다.

허니버터
오징어, 땅콩

- 표적 질환 혈액 순환 촉진, 망막 혈관 도움, 눈 산화 억제, 눈 피로회복
- 카테고리 레스베라트롤
- 풍부한 영양소 땅콩 – 레스베라트롤
- 인분 2인분   · 조리시간 20분

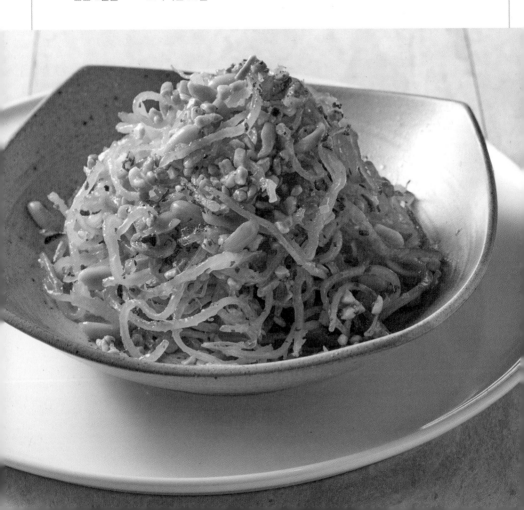

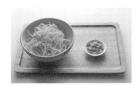

주재료

오징어채 300g, 땅콩 50g

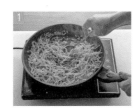

프라이팬에 버터를 녹이고 오징어채와 땅콩을 볶다 다진 마늘, 소금, 꿀을 넣고 볶는다.

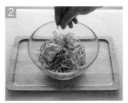

접시에 옮겨 담고 마요네즈를 버무려 준 후 파슬리 가루를 뿌린다.

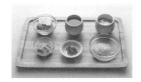

양념

버터 2큰술, 꿀 1큰술, 소금 1작은술, 마요네즈 1큰술, 다진 마늘 1큰술, 파슬리 가루 약간

TIP

생오징어를 쓸 때는 데친 후 같은 조리법으로 허니버터 오징어를 만들 수 있다.

검은
콩국수

- 표적 질환 로돕신 재합성, 활성 산소 제거, 노화 예방, 야맹증, 시력 보호, 눈 피로회복
- 카테고리 안토시아닌
- 풍부한 영양소 서리태 – 안토시아닌 | 사과 – 케르세틴
- 인분 2인분 • 조리시간 40분

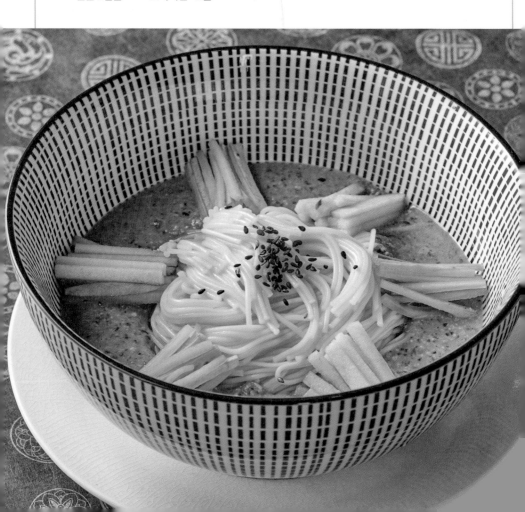

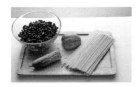

주재료

서리태 300g, 중면 200g, 사
과 1/2개, 오이 1/3개

양념

소금 2작은술, 설탕 1작은술

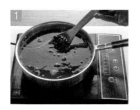

서리태는 2시간을 불려 콩
이 잠기게 물을 붓고 강불
에서 끓으면 중불에서 15분
간 삶은 후 식힌다.

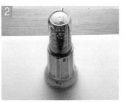

1은 믹서에 곱게 간다.

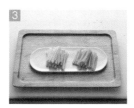

사과와 오이는 채 썬다.

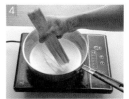

중면은 소금을 넣은 끓는
물에 삶는다.

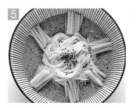

그릇에 국수를 담고 2, 3을
담는다. 기호에 맞게 소금,
설탕으로 간을 하여 먹는다.

TIP
콩물의 부드러운 식감을 원한다면 믹서로 갈고 체에 한 번 내려 사용한다.

감귤
비빔국수

- 표적 질환 흰자의 황변현상 방지
- 카테고리 노빌레틴
- 풍부한 영양소 감귤 – 노빌레틴
- 인분 2인분   • 조리시간 20분

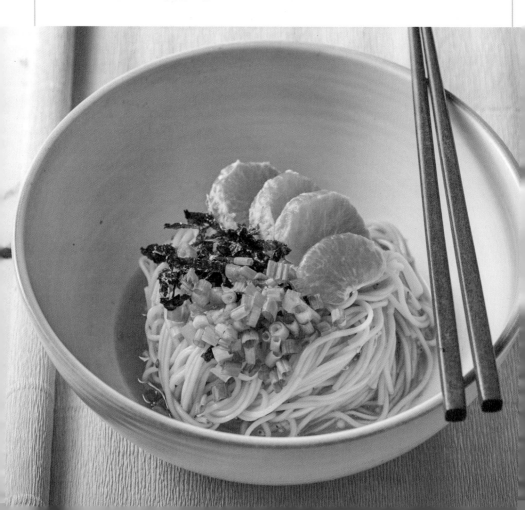

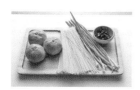

주재료

감귤 3개, 중면 300g, 쪽파 5
줄기, 김가루 3큰술

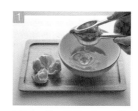

감귤 2개는 즙을 내고 1개는
껍질을 제거한다.

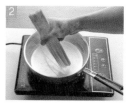

중면은 끓는 물에 익혀 찬
물에 바로 헹구어 물기를
짜준다.

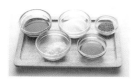

양념

간장 3큰술, 설탕 2큰술, 참기
름 3큰술, 소금 1작은술, 참깨
1큰술

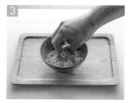

분량의 양념장과 감귤 즙으
로 중면을 버무린다.

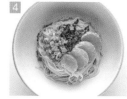

국수 위에 쪽파와 김가루,
감귤을 올려 접시에 담는다.

TIP
감귤 대신 오렌지나 레몬 등을 사용해도 상큼한 국수를 먹을 수 있다.

아보카도
샌드위치

- 표적 질환 눈 피로회복, 체내 활성 산소 제거, 노화 방지, 백내장 예방, 야맹증, 안구건조증,
  망막 DNA 손상 방지
- 카테고리 비타민 E
- 풍부한 영양소 아보카도 − 비타민 E | 토마토 − 비타민 E · 비타민 A | 새우 − 아스타크산틴
- 인분 2인분   · 조리시간 25분

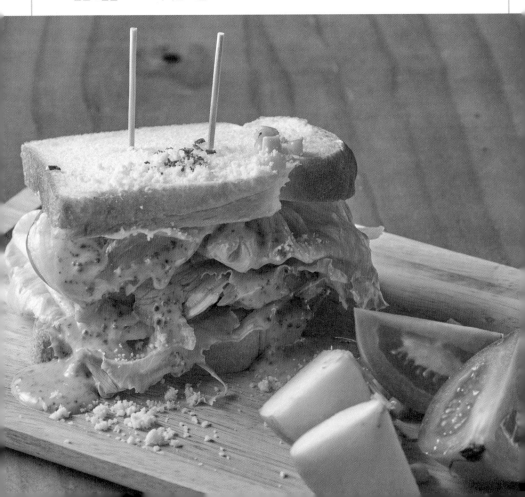

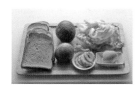

주재료

식빵 4쪽, 버터 1/10개, 아보카도 1개, 토마토 1개, 양상추 1/5개

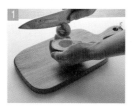

아보카도는 반을 가르고 씨를 제거한다.

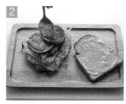

식빵에 버터를 바르고 양상추, 마요네즈, 아보카도, 새우, 꿀, 토마토, 홀머스터드, 양상추 순으로 쌓는다.

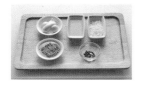

양념

마요네즈 2큰술, 꿀 1큰술, 홀머스터드 1큰술, 소금 1/2작은술, 후추 약간

TIP
빵에 버터를 한 번 발라준 후 샌드위치를 만들면 수분에 의해 눅눅해지는 것을 어느 정도 막을 수 있다.

누룽지
가스파초

- 표적 질환 안구건조증, 눈 피로회복, 백내장 예방, 수정체 투명도 유지, 야맹증
- 카테고리 비타민 C
- 풍부한 영양소 토마토 – 비타민 C | 레몬 – 비타민 C | 사과 – 케르세틴
- 인분 2인분   · 조리시간 40분

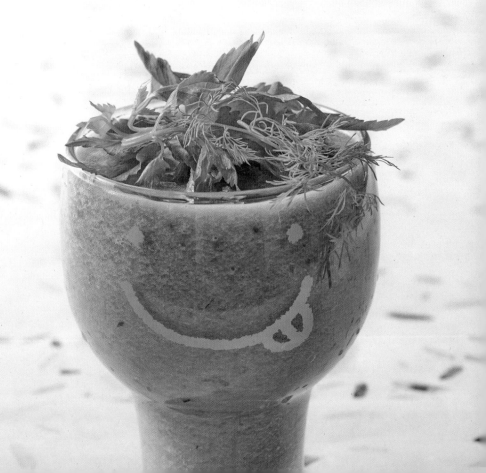

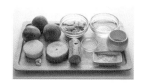

주재료

토마토 3개, 양파 1/5개, 누룽
지 50g, 사과 1/5개, 오이 1/4
개, 마늘 1개, 올리브 오일 2큰
술, 레몬즙 1/2큰술, 소금 1/2
큰술, 생수 1/2컵

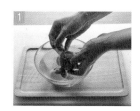

토마토는 꼭지를 제거하고
아랫면에 +자로 3cm 가량
칼집을 내준 후 끓는 물에
25초간 데쳐 바로 찬물에 식
히고 껍질을 제거한다.

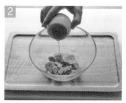

누룽지는 생수, 올리브 오
일, 레몬즙에 불린다.

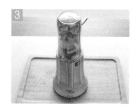

모든 재료를 곱게 갈고 사
과는 원하는 모양으로 썰어
고명으로 올린다.

TIP

식사 대용으로도 좋으며 제철 과일이나 좋아하는 채소를 곁들여도 좋다.

빨강
귤정과

• 표적 질환 눈 피로회복, 백내장 예방, 수정체 투명도 유지

• 카테고리 비타민 C

• 풍부한 영양소 감귤 – 비타민 C | 아로니아 – 안토시아닌

• 조리시간 30분(건조 3일)

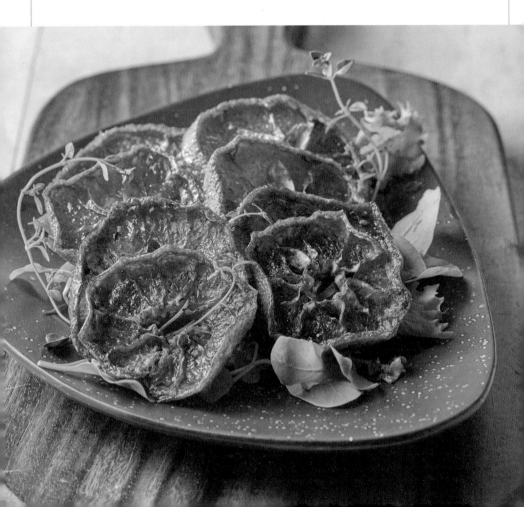

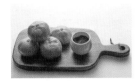

주재료

감귤 5개, 아로니아 분말 3작
은술

양념

설탕 2와 1/2컵, 물 2와 1/2컵

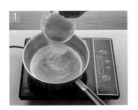

① 감귤은 소금으로 문질러 깨
끗이 씻고 0.5cm 두께의 가
로로 자른다. 설탕과 물을
두꺼운 냄비에 넣고 약불에
서 뭉근하게 끓여 시럽을
만든다.

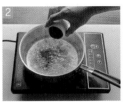

② 농도가 생기면 아로니아 분
말을 넣어 시럽에 색을 낸다.

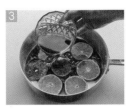

③ 감귤은 오목한 팬에 포개어
놓고 2의 시럽을 식힌 후 감
귤이 잠기게 붓는다.

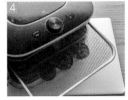

④ 5시간 정도 재운 후 건조기
를 사용할 경우 55도에서
하루, 채반을 사용할 경우 3
일 정도 말려 완성한다.

TIP

시럽을 끓일 때는 젓지 않고 약불에서 뭉근히 끓여야 결정이 생기지 않는다.

견과류
영양바

• 표적 질환 눈 피로회복, 체내 활성 산소 제거, 노화 방지, 백내장 예방, 혈액 순환 촉진

• 카테고리 비타민 E

• 풍부한 영양소 아몬드 – 비타민 E | 땅콩 – 비타민 E

• 인분 2인분   • 조리시간 30분

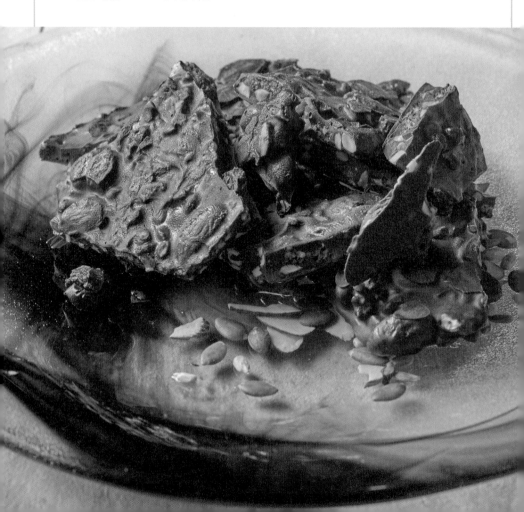

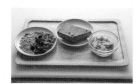

주재료

초콜릿 200g, 체리 10g, 누룽
지 20g, 아몬드 5g, 땅콩 5g

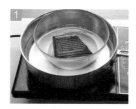

초콜릿은 냄비에 물을 올리
고 볼에서 중탕하여 녹인다.

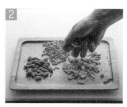

누룽지, 아몬드, 땅콩은 원
하는 정도로 부순다.

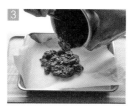

원하는 틀이나 용기에 유산
지를 깔고 1과 2를 섞어 붓
고, 냉동고에서 20분 정도
얼린 후 원하는 모양으로 자
른다.

TIP
수분이 많지 않은 어떤 재료라도 섞어서 간편히 먹을 수 있다.

녹차, 홍차, 우롱차를 이용한
3색 다식

- 표적 질환 눈 노화 방지, 피로개선, 눈 혈류 촉진
- 카테고리 카테킨
- 풍부한 영양소 녹차 · 홍차 · 우롱차 – 카테킨
- 인분 2인분 　 · 조리시간 25분

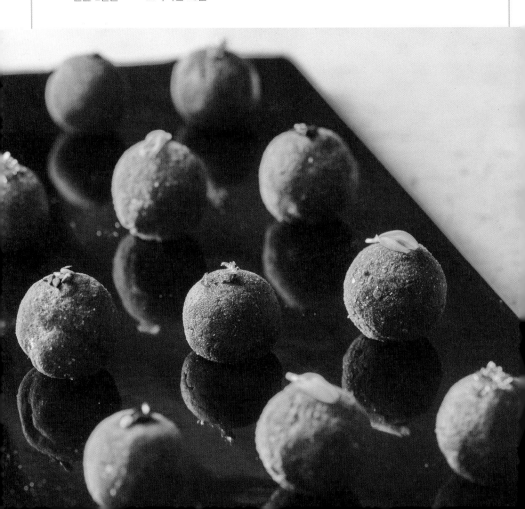

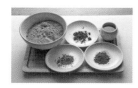

주재료

미숫가루 300g, 녹차 분말
30g, 홍차 분말 30g, 우롱차
분말 30g

양념

꿀 6큰술

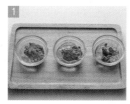

미숫가루 100g에 녹차, 홍차,
우롱차 분말과 꿀 2큰술을
각각 넣어 동그랗게 빚어 다
식을 만든다.

TIP

다른 분말 티백이나 가루를 사용하여 다양한 다식을 만들 수 있다.

국화전

- 표적 질환 눈 염증 억제
- 카테고리 크산테논
- 풍부한 영양소 국화꽃 – 크산테논
- 인분 2인분   • 조리시간 20분

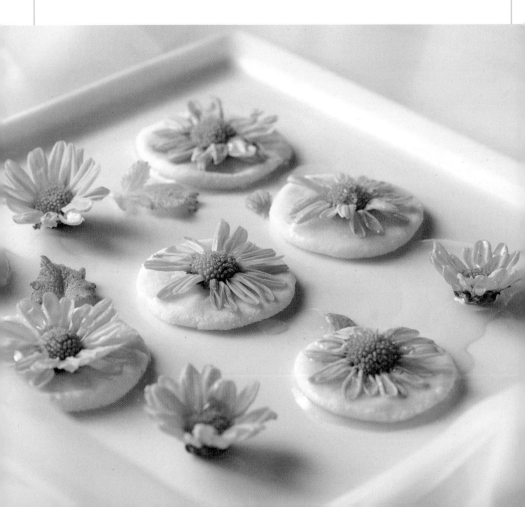

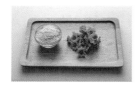

주재료
찹쌀가루 100g, 국화꽃 15송이

양념
소금 5g, 꿀 4큰술, 식용유 1과
1/2큰술

① 찹쌀가루는 말랑말랑한 농
도가 되도록 익반죽하여 엄
지손가락 크기로 반죽을 나
눠준 후 납작하게 모양을
잡는다.

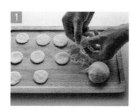

② 팬을 달군 후 식용유를 두
르고, 약한 불에서 화전을
지진다. 한쪽 면이 익으면
국화꽃을 붙이고 수저로 잘
붙도록 눌러준 후 꽃 부분
도 살짝 익힌다. 전체적으로
모두 익히는 면을 꽃의 뒷
면으로 한다.

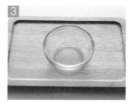

③ 꿀 4큰술, 물 2큰술을 넣고
한 번 끓여 꿀물을 만든다.

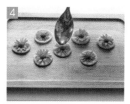

④ 국화전에 꿀물을 바른다.

TIP
진달래나 다른 식용 꽃을 사용해도 좋다.

레몬
드레싱

- 표적 질환 눈 피로회복, 백내장 예방, 노화 방지
- 카테고리 비타민 C
- 풍부한 영양소 레몬 – 비타민 C
- 조리시간 10분

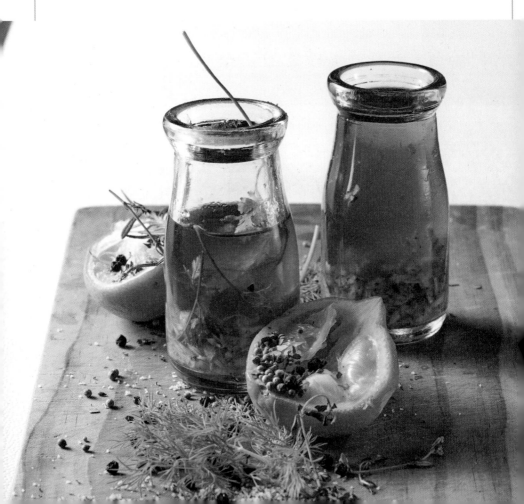

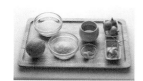

주재료

샬롯 3개, 마늘 2알, 설탕 1큰
술, 레몬 1개, 올리브 오일 5큰
술, 소금 1작은술, 후추 1작은
술, 처빌 약간

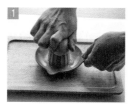

1 레몬은 즙을 짜고, 껍질의
1/4은 제스트를 만든다.

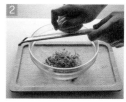

2 볼에 레몬 제스트와 마늘,
처빌, 소금, 후추를 넣고 올
리브 오일을 조금씩 넣으며
으깬다.

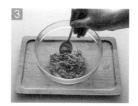

3 다진 샬롯과 레몬즙, 설탕을
넣어 마무리한다.

TIP
향이 있는 재료들은 으깨는 것이 풍미를 끌어올리기 좋다.

캐모마일
소금

- 표적 질환 백내장 예방, 눈 염증 억제
- 카테고리 카마즈렌
- 풍부한 영양소 캐모마일 – 카마즈렌
- 조리시간 30분

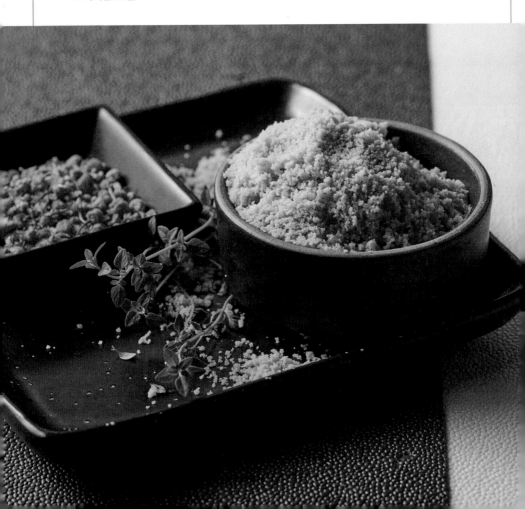

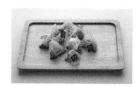

주재료

캐모마일 티백 10개

양념

물 2컵, 소금 3컵

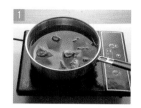

냄비에 물과 캐모마일 티백을 넣고 약불에서 20분간 우린다.

마른 팬에 소금을 넣고 볶으며 캐모마일 우린 물을 조금씩 첨가한다.

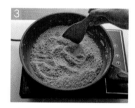

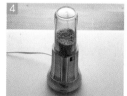

캐모마일 물을 모두 첨가한 후 수분기가 없을 때까지 미열로 볶는다.

믹서에 곱게 갈아 밀봉 용기에 담는다.

TIP
동일한 방법으로 여러 가지 소금을 만들어 놓으면 고기 요리나 잡냄새 제거에 효과적인 향 소금을 만들 수 있다.

들깨 소스

• 표적 질환 눈 피로회복, 안구건조증, 신경 질환 예방

• 카테고리 오메가 3

• 풍부한 영양소 들깨 – 오메가 3 | 들기름 – 오메가 3

• 조리시간 15분

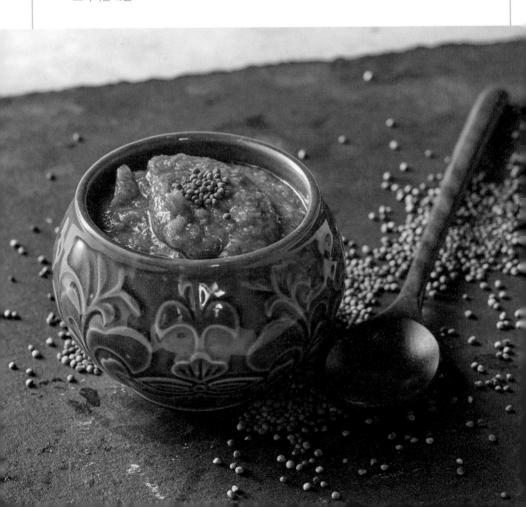

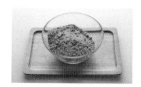

주재료

거피 들깨가루 500g

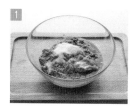

마늘은 다져 분량의 모든
재료와 휘퍼로 섞는다.

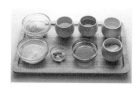

양념

소금 60g, 식초 300g, 설탕
200g, 마늘 30g, 올리브 오일
50ml, 들기름 50ml, 물 500ml,
마요네즈 250g

TIP

• 어떤 샐러드에도 잘 어울린다.
• 들깨가루가 들어가므로 사용 전에 흔들어서 쓰는 것이 좋다.

눈이 먹는 건강

펴낸날 초판 1쇄 2018년 11월 30일

지은이 임상진, 차민욱

펴낸이 강진수
편집인 김은숙
디자인 강현미

요리 어시스트 정정우, 변영준
사진 헬로스튜디오 조은선 실장(www.sthello.com)
그림 이양흠

인쇄 (주)우진코니티

펴낸곳 (주)북스고 | **출판등록** 제2017-000136호 2017년 11월 23일
주소 서울시 중구 퇴계로 253(충무로 5가) 삼오빌딩 705호
전화 (02) 6403-0042 | **팩스** (02) 6499-1053

ISBN 979-11-89612-06-1 13510

이 도서의 국립중앙도서관 출판예정도서목록(CIP)은 서지정보유통지원시스템 홈페이지(http://seoji.nl.go.kr)와
국가자료공동목록시스템(http://www.nl.go.kr/kolisnet)에서 이용하실 수 있습니다.(CIP제어번호: CIP2018037108)

책 출간을 원하시는 분은 이메일 booksgo@naver.com로 간단한 개요와 취지, 연락처 등을 보내주세요.
Booksgo는 건강하고 행복한 삶을 위한 가치 있는 콘텐츠를 만듭니다.

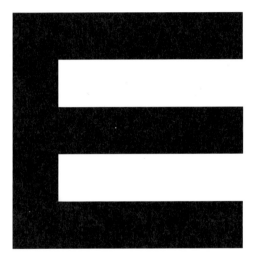

E-게임 시력검사표　3m용

0.1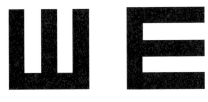

0.2

0.5

1.0

근거리시력검사표　30cm용

95

$$\frac{20}{800} = 0.025$$

874

$$\frac{20}{400} = 0.05$$

2 8 4 3

$$\frac{20}{200} = 0.1$$

5　6　3　8

$$\frac{20}{100} = 0.2$$

8　7　4　5

$$\frac{20}{70} = 0.3$$

8　3　9　2　5

$$\frac{20}{50} = 0.4$$

4　2　8　3　6　5

$$\frac{20}{40} = 0.5$$

3　7　4　2　5　8

$$\frac{20}{30} = 0.67$$

9　3　7　8　2　6

$$\frac{20}{25} = 0.8$$

4　2　8　7　3　9

$$\frac{20}{20} = 1.0$$

시력검사표　　3m용

0.2	4	7	3	5
0.4	7	3	5	6	4
0.6	5	2	6	7	3
0.7	6	4	7	3	2
0.8	3	2	4	6	5
0.9	4	7	5	6	3
1.0	2	5	3	2	7
1.2	7	2	5	3	4
1.5	6	7	5	3	2

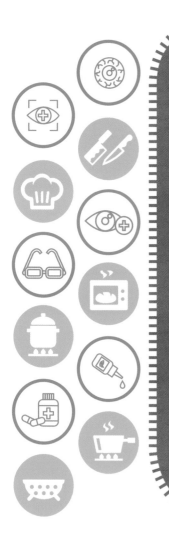

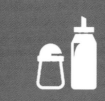

건강한 눈을 위해
먹고 보라!

눈의 피로를 풀어줄
30일 트레이닝
&
눈과 입이 즐거운
요리 50가지